AF619673

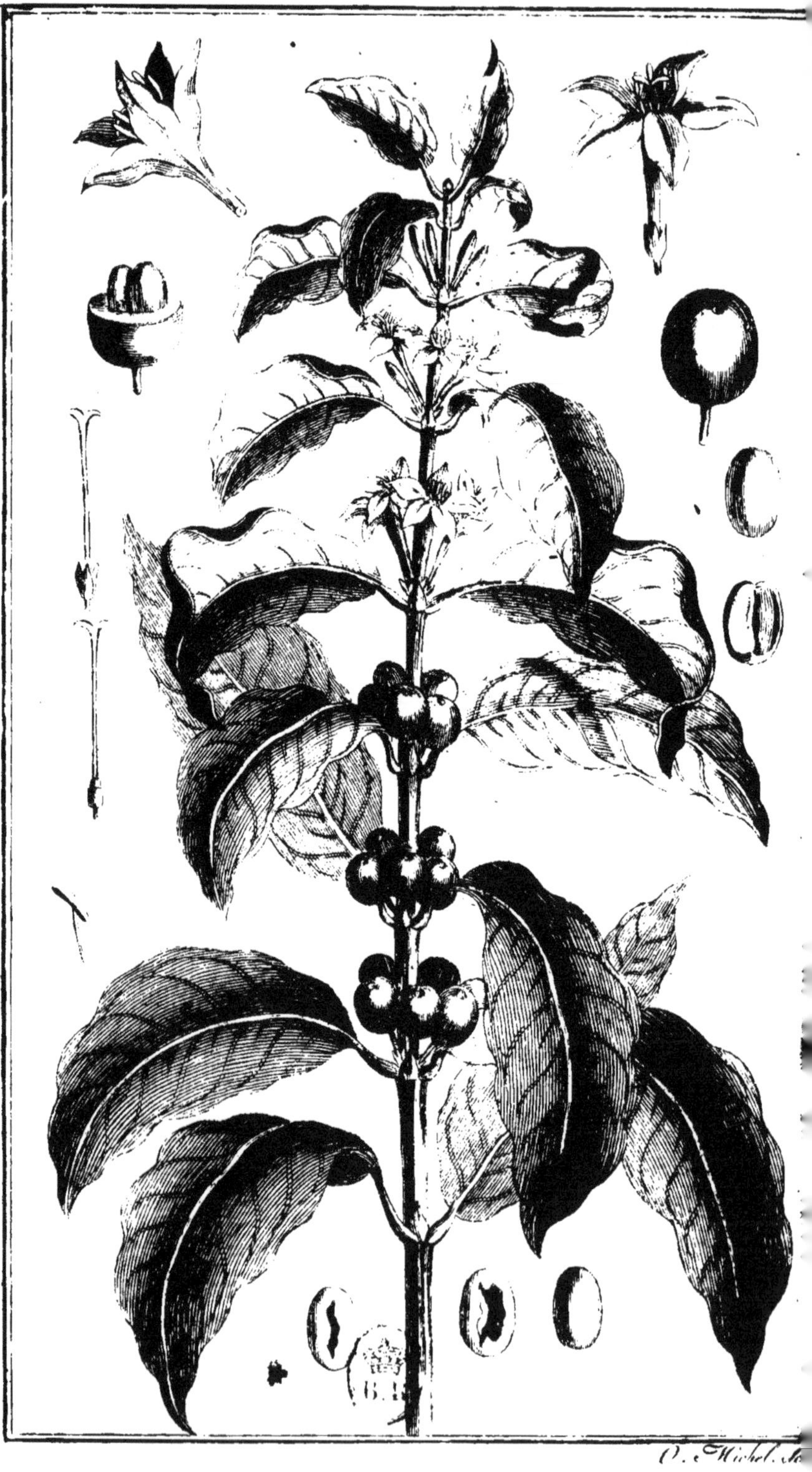

O. Michel Sc.

BRANCHE DU CAFFIER

DISSERTATION
SUR
LE CAFFÉ,

Et sur les moyens propres à prévenir les effets qui résultent de sa préparation communément vicieuse; & en rendre la boisson plus agréable & plus salutaire.

Avec une gravure en taille douce.

Par M. GENTIL,

Docteur-Régent & ancien Professeur de la Faculté de Médecine en l'Université de Paris; ancien Médecin de camps & armées de Sa Majesté le Roi de France, ancien & premier Médecin des Troupes de Sa Majesté Impériale, Royale, Apostolique.

PRIX, 2 liv. 8 sols.

A PARIS,

Chez L'Auteur, rue Saint-Hiacynthe, N°. 53.
Pyre, Libraire, rue de la Harpe, vis-à-vis S. Côme, N°. 51.

M. DCC. LXXXVII.

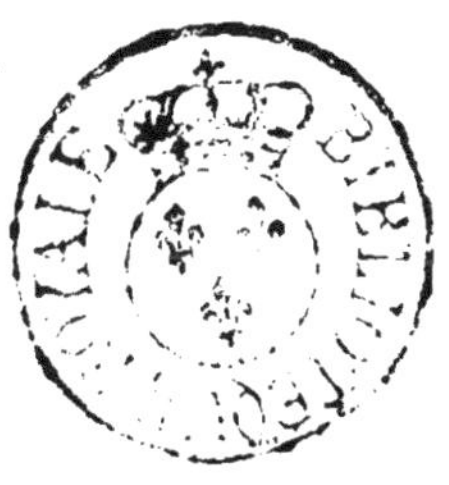

PRÉFACE.

COMME il y a plusieurs manieres de préparer le Caffé, & qu'il m'a paru que celle qu'on pratique communément, n'est pas généralement la meilleure, j'ai cru qu'une Dissertation dans laquelle on trouveroit des principes capables de guider pour la préparation de ce fruit & de sa boisson, pourroit être agréable au public. Pour la rendre digne de sa confiance & de celle des gens de l'art, je n'ai rien négligé pour connoître & développer les principes de cette substance. J'en ai fait l'analyse par plusieurs procédés chymiques : par l'infusion, l'ébullition, la torréfaction & sa combinaison avec d'autres matières. Je donne le résultat de mes expériences sur ces objets. J'ai mis à la tête de l'Ouvrage, l'histoire de ce végétal, sur quoi j'ai suivi principalement ce qu'en dit M. l'Abbé Raynal dans son Histoire philosophique & politique des Indes, comme ce qu'il y a de plus exact. J'ose avancer qu'en suivant les préceptes que j'indique, le public aura un guide assuré pour préparer le Caffé d'une manière propre à le rendre agréable & salutaire.

J'ai joint à cette Dissertation quelques observations sur l'efficacité de la boisson de cette substance non torréfié & prise en décoction pour quelques maladies, ſurtout pour celles du ſexe, où la nature eſt dérangée ou lente à opérer l'éruption des évacuations périodiques.

Je dois prévenir encore qu'étant obligé de parler quelquefois de la matiere du feu, quelque changement qu'on faſſe tous les jours au langage de la Chymie, j'ai cru devoir me ſervir du terme *phlogiſtique* employé par *Becker*, *Stahl*, *Macquer*, &c., comme le plus propre à rendre l'idée qu'on a du principe igné.

Comme j'ai commencé cette Diſſertation par la Deſcription botanique du Caffier, il m'a paru convenable d'y joindre la figure d'une branche de cet arbrisseau, dont j'ai fait graver la planche.

Les personnes à qui l'usage de certains termes répandus dans cette Dissertation ne seroient point assez familier, trouveront à la fin du même Ouvrage l'explication des principaux.

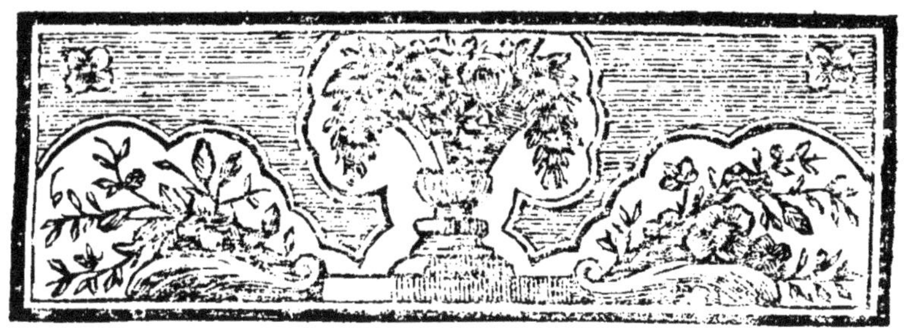

DISSERTATION

SUR

LE CAFFÉ.

QUOIQUE le principal objet de cette Dissertation soit d'indiquer la maniere la plus propre à la préparation du Caffé, cependant j'ai cru devoir rapporter d'abord la description botanique, l'histoire & l'analyse chymique qu'on a données de ce fruit ; ce préliminaire sera suivi des diverses analyses que j'en ai faites. J'exposerai ensuite les inconvénients qui résultent du Caffé préparé sans méthode, c'est-à-dire, sans principes, & je ferai connoître ceux sur lesquels doit être fondée sa préparation, pour qu'il fournisse une boisson agréable & qui n'incommode point. Cet art de préparer le Caffé s'étend sur plusieurs points : indépendamment du choix qu'on doit faire de ce fruit, il y a la manière de le torréfier, c'est-à-dire, celle de ne donner à sa torréfaction que le dégré suffisant & convenable pour lui conserver ses principes & son parfum, ce que j'appelle *Caffé brûlé méthodiquement* ; il y a encore le point convenable à l'infusion propre à ce végétal déjà attaqué par le feu, & dont la dissipation des principes les plus agréables au goût & à l'odorat pourroit résulter des méthodes vicieuses, & surtout de celles qui consistent dans l'ébullition.

Mais le Caffé n'offre pas seulement une boisson agréable & qui devient même bienfaisante pour plusieurs personnes dont l'estomac peut être paresseux dans ses fonctions. Ce fruit recéle encore des propriétés dont la Médecine peut tirer un très-grand avantage pour le traitement de quelques maladies, principalement de celles qui dépendent de cet état des solides que nous appellons *Atonie*, c'est ce que l'expérience m'a plusieurs fois appris, & j'aurois cru manquer

à l'obligation que tous les hommes contractent envers la société, de lui être utile, si je ne faisois part au public des propriétés que j'ai découvertes dans l'usage de la décoction du Caffé crud. Cet article qui est médical, comprend plusieurs observations qui me sont particulières; elles se trouvent immédiatement après la maniere de préparer cette boisson considérée comme une liqueur d'agrément qu'on prend à déjeuner, ou à l'issue du dîner, & qu'on mêle quelquefois avec le lait, ce qui forme le Caffé, soit au lait, soit à la crême.

J'ai cru que pour ne rien laisser à désirer sur la connoissance d'un végétal aussi intéressant, & qui fournit aujourd'hui à la plupart des hommes une jouissance des plus délicieuses, je devois commencer par sa Description Botanique, telle que nous l'a laissée dans les Mémoires de l'Académie Royale des Sciences pour l'année 1713, feu M. Antoine Jussieu.

ARTICLE PREMIER.

Deſcription botanique de l'arbre qui porte le Caffé.

CET arbre (*V. la Fig.*) auquel il donne le nom de *Jaſminum Arabicum lauri folio, cujus ſemen apud nos* CAFFÉ *dicitur*, c'eſt-à-dire, Jaſmin d'Arabie, à feuille de laurier, & dont la ſemence nous eſt connue ſous le nom de *Caffé*, donne des branches qui ſortent d'eſpace en eſpace dans toute la longueur de ſon tronc, toujours oppoſées deux à deux, & rangées de manière qu'une paire croiſe l'autre ; elles ſont ſouples, arrondies, noueuſes par intervalles, couvertes auſſi bien que le tronc, d'une écorce blanchâtre, fort fine, qui ſe gerce en ſe deſſéchant. Leur bois eſt un peu dur & douçâtre au goût. Les branches inférieures ſont ordinairement ſimples & s'étendent plus horizontalement que les ſupérieures qui terminent le tronc ; leſquelles ſont diviſées en d'autres plus menues, qui partent des aiſſelles des feuilles & gardent le même ordre que celles du tronc. Les unes & les autres ſont chargées en tout temps de feuilles entières, ſans dentelures ni crenelures dans leur contour, aigues par leurs deux bouts, oppoſées deux-à-deux, qui ſortent des nœuds des branches, & reſſemblent aux feuilles du laurier ordinaire, avec cette différence qu'elles ſont moins sèches & moins épaiſſes, ordinairement plus larges, plus pointues par leur extrêmité, qui ſouvent s'incline de côté. Elles ſont d'un beau vert-gai & luiſant en deſſus, vert-pâle en deſſous & vert-jaunâtre dans celles qui ſont naiſſantes; elles ſont ondées; leur goût n'eſt point aromatique; il ne tient rien que de l'herbe. Les plus grandes dé ſes feuilles ont deux pouces environ dans le fort de leur largeur, ſur quatre ou cinq pouces de longueur. Leurs queues ſont fort courtes. De l'aiſſelle de la plupart des feuilles naiſſent des fleurs juſqu'au nombre de cinq, ſoutenues chacune par un pédicule court; elles ſont toutes blanches, d'une ſeule pièce, à-peu-près du volume & de la figure de celles du jaſmin d'Eſpagne, excepté que le tuyau en eſt plus court, & que les découpures en ſont plus étroites, & ſont accompagnées de cinq étamines blanches à ſommets jaunâtres, au lieu qu'il n'y en a que deux dans nos jaſmins. Ces étamines débordent le tuyau des fleurs ou pétales, & entourent un ſtyle fourchu qui ſurmonte l'embrion, c'eſt-à-dire, le piſtile placé dans le fond d'un calice vert à quatre pointes, deux grandes & deux petites poſées alternativement. Ces fleurs paſſent fort vite & ont une odeur douce & agréable. L'embrion ou jeune fruit, qui devient à-peu-près de la groſſeur & de la figure d'un bigarreau, ſe termine en ombilic ; il eſt vert-clair d'abord, puis rougeâtre, enſuite d'un beau rouge, & enfin rouge-obſcur dans ſa parfaite maturité. Sa chair eſt glaireuſe, d'un goût déſagréable, qui ſe change en celui de nos pruneaux ſecs, lorſqu'elle eſt deſſéchée; & la groſſeur de ce fruit ſe réduit alors en celle d'une baie de laurier. Cette chair ſert d'enveloppe à deux coques minces, ovales, étroitement unies, arrondies ſur leur dos, applaties par l'endroit où elles ſe joignent, de couleur d'un blanc jaunâtre, & qui contiennent chacune une ſemence calleuſe, pour ainſi dire ovale, voutée ſur ſon dos, & plate du côté oppoſé, creuſée dans le milieu & dans toute la longueur de ce même côté, d'un ſillon aſſez profond. Son goût eſt tout-à-fait pareil à celui du Caffé qu'on nous apporte d'Arabie. Une de ces ſemences venant à avorter, celle qui reſte acquiert ordinairement plus de volume, a ſes deux côtés plus convexes, & occupe ſeule le milieu du fruit. Le Chevalier Linné, dans ſon ſyſtême, a rapporté cet arbriſſeau à la claſſe de la pentandrie, parce que ſa fleur a cinq étamines qui ſont inſérées au tube de la corolle. Le germe ou piſtil qui fait corps avec le calice, eſt ſurmonté d'un ſtyle terminé par deux petits ſtigmates, & devient en mûriſſant une petite baie ſphérique, d'abord verte, puis rouge comme une ceriſe, contenant deux ſemences ou noyaux enveloppés chacun dans une membrane ou coque particulière. L'embrion que renferment ces coques, est très-mince & se sèche facilement; de-là vient la nécessité de semer les grains de Caffé fraîchement cueillis, lorsqu'on veut les faire lever. Suivant le même Botaniste, c'est au soin des Hollandois qu'on a l'obligation de la connoissance & de la culture de ce végétal en Europe; & c'est au zele de M. Resson, Lieutenant-Général d'artillerie & amateur de la Botanique, que l'on est redevable du premier pied de cet arbre qu'il avoit fait venir d'Hollande, & qui fut présenté au Roi à Marly en 1712, & de-là envoyé à Paris au jardin de Sa Majesté, où on lui a vu successivement donner des fleurs & des fruits. C'est d'après l'inspection de ce pied, c'est-à-dire, d'après nature, que le Botaniste, que l'on cite a donné la description qu'on vient de lire. Voici de quelle manière un Auteur célèbre nous en donne l'historique & l'usage.

ARTICLE II.

Histoire du Caffé, de sa transplantation, & de son usage en Europe.

L'ARBRE qui produit le Caffé, suivant l'Auteur de l'Histoire Philosophique des Indes, vient originairement de la haute Ethiopie où il a été connu de tems immémorial, où il est encore cultivé avec succès. M. Langrenée de Meziere, un des Agens les plus éclairés que la France ait jamais employés aux Indes, a possédé de son fruit, & en a fait souvent usage; il l'a trouvé beaucoup plus gros, moins vert, & presque aussi parfumé que celui qu'on a commencé à cueillir dans l'Arabie vers la fin du quinzieme siècle.

M. Poncet dans son voyage d'Ethiopie, fait cette plante originaire de ce pays, & dit qu'elle a été transplantée de-là dans l'Arabie Heureuse, & qu'à présent les Ethiopiens ne la cultivent plus que par curiosité. Il la décrit comme semblable à un mirthe par ses feuilles, mais plus larges & frisées. Son fruit ressemblant à une pistache; vert d'abord, est d'une couleur plus obscure lorsqu'il est mûr; & c'est, dit-il, ce fruit qu'on nomme Caffé.

L'arbre qui donne ce fruit, croît dans le territoire de Betelfagui, ville de Lyémen, située à dix lieues de la mer Rouge, dans un sable aride; on l'y cultive dans une étendue de cinquante lieues de long, sur quinze & vingt de large; il ne prospere que sous un climat où l'hiver ne se fait pas sentir. Les curieux ne le cultivent ailleurs que dans des serres chaudes, en l'arrosant souvent.

Le Caffier se plait, surtout, sur les collines & sur les montagnes où il a le pied toujours à sec, & la tête souvent arrosée de pluies douces. Le Caffé qui croît sur les lieux élevés est plus petit, plus verd, plus pesant, & préféré généralement. Celui de la haute Ethiopie est beaucoup plus gros, un peu plus long, moins verd & presque aussi parfumé que celui de l'Arabie, ce qui prouve qu'il n'a pas le même dégré de perfection par-tout.

Les

Les plants du Caffier doivent être mis dans des trous de douze à quinze pouces, & à fix, fept, huit ou neuf pieds de diftance fuivant la nature du terrain. Naturellement ils s'éleveroient à dix-huit ou vingt pieds; on les arrête à cinq pour pouvoir cueillir commodément leur fruit. Ainfi étêtés ils étendent fi bien leurs branches, qu'elles fe confondent. En quelques endroits cet arbriffeau ne dure que douze à dix-fept ans, & en d'autres, vinq-cinq ou trente. Ces variations dépendent fingulierement du fol où il eft placé.

Le Caffier fleurit dans les mois de Décembre, de Janvier, de Février, fuivant la température de l'air ou la faifon des pluies, & donne fon fruit en Octobre & en Novembre. Dès la troifieme année il commence à récompenfer les foins du cultivateur; mais il n'eft en plein rapport qu'à la cinquième ou à la fixième. Quelquefois il ne produit pas une livre de Caffé, d'autres fois il en donne jufqu'à trois ou quatre. Sujet aux mêmes accidents que la plûpart des autres arbres, il eft plus expofé à périr ſoit par la piquure d'un ver ſon ennemi, qui le perce au pied, ſoit par les coups de ſoleil, qui lui ſont auſſi funeſtes qu'aux hommes même. Sa durée dépend de la qualité de la terre où il eſt planté. Le fond des côteaux qu'il occupe plus communément, eſt de tuf ou de pierre calcaire. Dans l'un de ſes ſols il meurt après avoir langui quelque tems; dans l'autre ſes racines, qui manquent rarement de percer entre les pierres, attirent de la nourriture, donnent de la force au tronc, & le font vivre & produire environ trente ans.

On cueille le fruit du Caffier lorſqu'il eſt d'un rouge foncé, & on le porte au moulin. Cette récolte pourroit ſe faire en tout tems, mais les Arabes choiſiſſent aſſez volontiers le mois de Mai. Ce moulin eſt composé de de deux rouleaux de bois, garnis de lames de fers, longs de dix-huit pouces, ſur dix ou douze de diametre; ils ſont mobiles, & par le mouvement qu'on leur donne, ils s'approchent d'une troiſième pièce immobile qu'on nomme mâchoire. Au-deſſus des rouleaux eſt une trémie dans laquelle le Caffé tombant entre les rouleaux de la mâchoire, ſe dépouille de ſa premiere peau, & ſe diviſe en deux parties, dont il eſt compoſé, comme on le voit par la forme du grain qui eſt plat d'un côté, & arrondi de l'autre. En ſortant de cette mâchoire, il entre dans un crible de laiton incliné, qui laiſſe paſſer la peau du grain à travers ſes fils, tandis que le fruit gliſſe & tombe dans des paniers, d'où il eſt tranſporté dans un vaiſſeau plein d'eau, où on le lave après qu'il y a trempé une nuit. Quand la récolte eſt finie & bien sèchée, on en met le Caffé dans une machine qu'on appelle moulin à piler : c'eſt une meule de bois qu'un mulet ou un cheval fait tourner verticalement autour de ſon pivot; en paſſant ſur le Caffé ſec, elle en enlève le parchemin, qui n'eſt autre choſe qu'une pellicule qui s'étoit détachée de la graine à meſure que le Caffé ſéchoit. Débarraſſé de ſon parchemin, on le tire de ce moulin pour être vanné d'un autre qu'on appelle *moulin à van.* Cette machine armée de quatre pièces de fer-blanc, poſée ſur un eſſieu, eſt agitée avec beaucoup de force par un eſclave; & le vent que font ces plaques, nétoie le Caffé de toutes les pellicules qui s'y étoient mêlées. Enſuite il eſt porté ſur une table, où les Négres en ſéparent tous les grains caſſés & les ordures qui pourroient y reſter. Après ces opérations, le Caffé peut ſe vendre.

C'eſt à Bételfagui que ſe tient le marché général, où s'achete tout le Caffé qui doit ſortir du pays par terre. Le reſte eſt porté à Moka, qui en eſt éloigné de trente-cinq lieues, ou dans les ports plus voiſins, de Lochia ou d'Hodeida, d'où il eſt conduit ſur de légers bâtimens à Jedda. Les Egyptiens le vont prendre dans la dernière de ces places, & tous les autres peuples dans la première.

Les tentatives inutiles que firent les Européens pour faire germer le Caffé, leur perſuaderent que les habitans du pays le trempoient dans l'eau bouillante, ou le faiſoient ſécher au four avant de le vendre, pour ſe conſerver à jamais un commerce qui faiſoit toute leur richeſſe. On ne fut détrompé de cette erreur que lorſqu'on eut porté l'arbre même à Batavia, & enſuite à Surinam. L'expérience fit voir qu'il en étoit du Caſſier, comme de beaucoup d'autres plantes, dont la ſemence ne lève point, ſi elle n'a été miſe en terre toute récente.

Le Miniſtere de France avoit reçu des Hollandois, en préſent, deux pieds de cet arbre, qui étoient conſervés avec ſoin dans le Jardin Royal des Plantes; on en tira deux rejettons. M. Desclieux, chargé de les apporter à la Martinique, ſe trouva ſur un vaiſſeau où l'eau devint rare; il partagea avec ſes arbuſtes le peu qu'il en recevoit pour ſa boiſſon, & par ce généreux ſacrifice, il parvint à ſauver le précieux dépôt qui lui avoit été confié. Sa magnanimité fut récompenſée. Le Caffé ſe multiplia avec une rapidité, avec un ſuccès extraordinaires; & ce vertueux citoyen jouit encore avec une douce ſatisfaction du bonheur ſi rare d'avoir ſauvé, pour ainſi dire, une

Colonie importante, & de l'avoir enrichie d'une nouvelle branche d'induſtrie.

Le Caffé qui naît dans un climat favorable, qui croît à l'expoſition du levant, qui jouit de la fraîcheur des roſées & des pluies, qui eſt mûri par une chaleur tempérée, celui-là eſt ſupérieur aux autres.

La culture du Caffé, établie depuis long-tems à Bourbon, a été introduite à l'Iſle de France; on eſpere d'y en recueillir un jour ſix à ſept millions de livres.

En 1652, un Marchand, nommé Édouard, à ſon retourt du Levant, introduiſit l'uſage du Caffé à Londres, où il fut accueilli des Anglois qui le trouvèrent de leur goût. Il étoit encore inconnu en Turquie au milieu du treizième ſiècle, il l'étoit également en Europe au commencement du dix-ſeptième, comme on le voit par la lettre d'un Voyageur célebre, *Pietro della Vallè*, qui mandoit à Rome, qu'à ſon retour de Conſtantinople, il enſeigneroit à prendre du Caffé. Il fut long-tems à paſſer en France; car il n'y avoit point encore de Caffés publics dans

Paris en 1662. Ceux de Londres ſont plus anciens. *On aſſure que Proſper Alpin & Veſlingius*, deux Médecins célèbres, ont été des premiers qui en ont introduit l'uſage dans le reſte de l'Europe.

Quant à la découverte, elle paroît avoir été l'effet du hazard. Une tradition établie porte, comme on ſait, qu'un Berger dans l'Arabie heureuſe, fut ſurpris que ſes chevres bondiſſoient plus qu'à l'ordinaire, & demeuroient éveillées toutes les nuits qui ſuivoient les jours pendant leſquelles elles avoient pâturé en certains endroits; qu'il communiqua ſa ſurpriſe à des Moines Chrétiens de ſon voiſinage, leſquels, excités par la rareté de l'évènement, examinerent les ſortes d'herbes que ces chévres broutoient, & qu'ils remarquèrent que c'étoient des arbriſſeaux dont le fruit produiſoit cet effet. On ajoute, qu'il prit envie au Supérieur du Couvent d'en eſſayer, & qu'ayant reconnu que ce fruit tenoit ſes Religieux éveillés pendant l'Office de la nuit, il en établit l'uſage, dont le ſuccès paſſant du voiſinage dans toute l'Arabie, lui donna cours & le fit rechercher de tout le monde.

Le Caffé d'Orient le plus cher & le plus estimé, connu communément aujourd'hui sous le nom de Caffé de Moka, est de deux sortes : on distingue celui de Moka proprement dit, qui est un grain de moyenne grosseur & blanchâtre ; & celui du Caire, qui est plus petit & verdâtre, & qui nous est apporté du Caire, par les Caravannes de la Mecque : celui-ci est préféré à l'autre, comme plus mûr, le meilleur au goût & le moins sujet à se gâter.

L'usage du Caffé est commun en Egypte & si familier en Turquie, que sur ce qu'en dit M. Hecquet, il tient lieu de vin ; il fait les délices des Riches, la principale subsistance des Artisans, des Pauvres & des Soldats, qui se nourrissent de quelques tasses de Caffé (a).

(a) Il est difficile de concevoir comment le Caffé pourroit fournir une nourriture suffisante ; il peut bien corriger la consistance épaisse du sang, en rétablir la fluidité, faciliter la digestion ; mais pour nourrir, il contient trop peu de principes nutritifs, pour qu'on puisse lui en attribuer la vertu.

Cependant, malgré les rares qualités qu'on lui attribue, on l'a ſoupçonné d'une malignité ſecrète. *Daniel Dunkan*, Médecin du dix-ſeptième ſiècle, a entrepris un Ouvrage dont le but étoit de faire connoître au Public cette vertu maligne, que, ſelon lui, recèle le Caffé. C'eſt un Ouvrage, continue M. Hecquet, auſſi paſſionné contre le Caffé, que l'eſt celui de Simon Pauli contre le Thé; mais n'en déplaiſe à ces illuſtres Auteurs, ces deux écrits paroiſſent également injuſtes; ils accuſent le Caffé d'une vertu dangereuſe, dont ils ne donnent aucune preuve; & ce qu'ils diſent en général contre l'uſage de l'un & de l'autre, ne pourroit s'avancer au plus que contre l'abus le plus marqué de tous les deux. M. *Dunkan* a ſenti cet excès en finiſſant ſon Ouvrage; c'eſt pourquoi il raſſure ſon Lecteur ſur ce qu'il a dit contre l'uſage du Caffé, &c. Il avertit donc qu'il ne faut pas pourtant croire que le Caffé ſoit un poiſon, parce qu'il n'attaque que les liqueurs chaudes, leſquelles ont d'ailleurs leur utilité.

Mais il y a une accuſation contre le Caffé,

que Dunkan n'a pas faite le premier ; car c'eſt la plus ancienne & la plus univerſelle qu'on ait formée contre cette plante ; c'eſt la tache originelle du Caffé qui eſt venu en Europe avec cette mauvaiſe réputation ; c'eſt-à-dire, celle de rendre les hommes impuiſſans & les femmes ſtériles. Cette aſſertion eſt allarmante & mérite d'être examinée ; car que deviendroient les familles, les états & tout le monde ? Elle devroit attirer au Caffé un anathême univerſel, ſi elle étoit bien prouvée. Cette opinion a ſon origine dans une prétendue hiſtoire d'*Olearius*, Secrétaire d'Ambaſſade en Perſe, dont feu M. *Hecquet* a conſervé la mémoire de la maniere ſuivante (a).

Une Reine de Perſe ne ſachant ce qu'on vouloit faire d'un cheval que l'on tourmentoit pour le renverſer à terre , s'informa à quel deſſein on ſe donnoit, & à cet animal, tant de mouvement ? Les Officiers firent honnêtement entendre à la Princeſſe que c'étoit pour en faire un hongre. Que de fatigues,

---

(a) Voyez l'Hiſtoire d'*Olearius*.

répondit-elle ; il ne faut que lui donner du Caffé. Elle prétendoit en avoir la preuve domestique dans la personne du Roi son mari, que le Caffé avoit rendu indifférent pour elle. Le conte est plaisant, mais c'est un conte. En effet, aucun autre Voyageur n'a rapporté cette histoire ; il est même plus raisonnable d'attribuer l'indifférence ou l'impuissance dont se plaint cette Reine, à l'usage abusif de l'eau-de-vie chez les Perses, qu'à toute autre cause.

D'ailleurs, les Peuples chez qui l'usage du Caffé est le plus familier, comme ceux du Caire, de l'Egypte, sont aussi riches en enfans qu'aucune autre Nation ; & s'il est vrai, comme l'ont dit les premiers Auteurs qui ont mis le Caffé en réputation, qu'un des meilleurs effets de cette boisson, soit de préserver les femmes de pâles couleurs & de pareils inconvéniens du sexe, rien ne sera plus propre à préparer les filles à devenir femmes, & les femmes à devenir mères. Enfin, les femmes Egyptiennes & Arabes font usage du Caffé, sur-tout dans le tems de leurs couches ;

& l'expérience prouve qu'en Orient le Caffé ne rend pas les femmes stériles.

Cependant on ne peut se dissimuler quelques inconvéniens résultans de l'usage du Caffé : inconvéniens que plusieurs Auteurs respectables, tels que *Hoffmann*, *Schultz*, *Simon Pauli*, *Paul Herman*, ont fait remarquer. Les reproches qu'on a fait au Caffé se réduisent à dire qu'il échauffe, qu'il cause l'insomnie, l'amaigrissement. Hoffmann a prétendu qu'il donnoit lieu à la fiévre miliaire & au pourpre ; mais l'observation seule suffit pour détruire cette accusation ; car elle nous apprend que les habitans des campagnes où le Caffé & son usage sont inconnus, ne sont pas exempts de cette maladie.

D'autres ont attribué les effets du Caffé à l'action de l'eau chaude dans laquelle on le fait bouillir, prétendant que ce fruit pris en substance n'a pas les mêmes propriétés ; mais ce reproche tombe de lui-même, puisqu'on pourroit le faire à toutes les plantes dont on fait usage en infusion ou en décoction dans l'eau, qui n'est que le véhicule de leurs principes. En un mot, la vivacité & les bondissemens extraordinaires que l'on a remarqués dans les chevres, & que l'on a attribués au Caffé qu'elles avoient mangé, sont une preuve non équivoque que les effets qu'il produit procèdent de propriétés qui lui sont inhérentes, puisque l'eau n'a eu aucune part à l'usage de ce fruit qu'elles avoient mangé, non plus qu'aux mouvemens dont elles s'étoient trouvé agitées.

Les Orientaux prévoyant que l'usage du Caffé pourroit causer l'amaigrissement, prennent deux précautions pour le rendre moins desséchant. En quelques endroits ils boivent le *sorbet* (a) devant ou après le Caffé, pour

---

(a) *Sorbet* est un nom générique donné en Turquie & en Egypte à différentes boisson dont on y fait usage.

Il y a un Sorbet que l'on prépare avec des raisins secs qu'on fait fermenter dans l'eau; il est le plus ordinaire : c'est une liqueur vineuse.

Il y en a un autre que l'on compose avec le suc de citron, l'ambre, le musc, l'eau-rose & le sucre.

On en fait un troisième avec le suc de citron bien

en tempérer l'ardeur, & dans les Caffés publics où l'on pourroit se livrer à l'excès de cette boisson, il y a des personnes chargées du soin de distribuer des graines de melon aux buveurs.

---

dépuré par résidence : on le fait cuire à petit feu au bain-marie, jusqu'à consistance de miel; puis on fait chauffer du sucre fin en poudre, sur un plat d'argent, en remuant toujours avec une spatule : dès que le sucre est bien sec, on y verse peu à peu du mucilage ci-dessus en remuant toujours, de manière cependant qu'il y reste assez d'humidité pour lier & former une pâte dont on fait des tablettes, que l'on conserve dans un lieu sec & un peu chaud; on en délaye un morceau dans de l'eau pour le donner en sorbet

On prépare encore un sorbet avec le suc d'orange : on fait bien chauffer du sucre en poudre sur un plat d'argent; on y verse peu à peu le suc d'orange fraîchement tiré par expression, en remuant toujours jusqu'à ce qu'il s'en fasse une pâte, qu'on laisse presque sécher avant d'en former les tablettes, & que l'on fait encore sécher entiérement dans une boîte en un lieu sec, pour s'en servir comme on fait des précédentes.

ARTICLE III.

Caffé distillé à feu nud.

On tient de feu M. Etienne - François Geoffroy, Médecin de la Faculté de Paris & de l'Académie Royale des Sciences, une analyse chymique du Caffé, qu'on trouve insérée au troisième volume de sa Matiere Médicale.

Il résulte de cette analyse, que de trois livres de graines de Caffé distillées dans la cornue, il est sorti quatre onces cinq gros & demi de phlegme limpide presque sans odeur & insipide ; deux onces cinq gros dix-huit grains de liqueur un peu acide & un peu austère : deux onces, trois gros, quarante-huit grains de liqueur, soit acide, soit âcre, urineuse, d'une odeur d'huile brûlée, d'un goût amer & austere ; huit onces, deux gros, soixante-six grains d'une huile épaisse, qui approchoit de la consistance de la graisse ; que la masse restée dans la cornue pese onze onces, un gros ; laquelle, calcinée pendant trente-trois heures, laiſſe une once, cinq gros, quinze grains de cendres brunes, dont on tire par la lixiviation une once, ſoixante-ſept grains de ſel purement alkali ſixe. Il y a dans la diſtillation une perte de ſubſtance de huit onces, ſix gros, douze grains ; & dans la calcination de neuf onces, trois gros, cinquante-ſept grains.

Outre cette analyſe, on en trouve une autre dans les Mémoires de l'Académie Royale des Sciences ; il réſulte de celle-ci, que trois livres de Caffé torréfié comme il convient, ſe ſont trouvé diminuées de la quatrième partie de leur poids. On a fait bouillir légèrement deux livres quatre onces de ce Caffé ainſi brûlé & réduit en poudre, dans ſoixante-douze livres d'eau limpide. Cette décoction ſéparée du marc, verſée par inclinaiſon & diſtillée lentement au bain de vapeur, a donné ſoixante livres & neuf onces de liqueur limpide, qui étoit d'abord inſipide, & qui a donné enſuite des marques d'un peu d'acide, & enfin d'un acide violent.

La

La maſſe reſtée dans l'alambic, réduite à la conſiſtance d'un extrait ſolide, peſoit dix-ſept onces, deux gros; laquelle étant diſtillée par la cornue, a donné cinq onces, un gros, ſoixante grains de liqueur acide, deux onces, trois gros, trente grains de liqueur âcre ou alkaline, avec une portion de ſel volatil urineux; une once cinq gros, quarante-deux grains d'huile d'une conſiſtance épaiſſe.

La maſſe noire reſtée dans la cornue, raréſiée & ſpongieuſe, peſoit quatre onces demi-gros; laquelle étant calcinée pendant plus de douze heures, ſoit au feu de réverbère, ſoit dans le creuſet, eſt demeurée encore noirâtre. Elle a répandu de la fumée & de la flamme pendant tout ce tems; & elle a été réduite à une once & trois gros. Etant ainſi calcinée, on en a retiré par la lixiviation ſept gros, ſoixante-dix grains de ſel alkali fixe, qui avoit l'odeur & *le goût de ſoufre.* La perte des parties dans la diſtillation à la cornue a été de trois onces, ſix gros quarante-huit grains; & dans la calcination les parties évaporées en fumée & en flamme, ont été de deux onces, cinq gros, trente-ſix grains. L'Auteur ajoute qu'il eſt clair, par l'analyſe de cette teinture, qu'une demi-once de Caffé brûlé contient un gros, ſoixante-huit grains d'un extrait épais, cinquante grains environ de ſel acide, huit grains de ſel volatil urineux, treize grains d'huile qui approche de la conſiſtance de la graiſſe, huit grains de ſel fixe, & quatre grains de cendres ou de terre. Mais la poudre tirée après la décoction & bien sèche, peſoit ſeulement vingt-trois onces ſix gros, & qu'il y a eu par conſéquent plus de douze onces de cette poudre diſſoutes dans la décoction; que cette poudre ou marc de la décoction diſtillée dans la cornue, a donné cinq onces, un gros, quarante-quatre grains de liqueur, avec des marques d'un peu d'acide & de beaucoup plus d'alkali; ſix onces, ſept gros, trente-ſix grains d'huile épaiſſe & de la conſiſtance de la graiſſe; trente-huit grains de ſel volatil; que la maſſe noire retirée de la cornue peſoit ſix onces quatre gros; laquelle, calcinée pendant huit heures, a laiſſé quatre gros, vingt-quatre grains de pouffière d'un gris cendré, & dont on a retiré par la lixiviation, vingt-quatre grains d'un fel qui n'étoit pas purement alkali, mais falé. Ainfi, les parties qui fe font diffipées & perdues dans la diftillation, égalent le poids de cinq onces, vingt-cinq grains; & celui de cinq onces, fept gros, quarante-huit grains dans la calcination.

On a conclu de ces analyfes du Caffé, que fa vertu dépend principalement d'une huile épaiffe, empyreumatique, mais qui fe raréfie très-fort, & qui s'eft chargée de particules de feu par la torréfaction, avec une portion affez confidérable de fel volatil urineux.

Principes naturels du Caffé.

A l'égard de ces produits, il faut bien remarquer qu'ils n'exiftent point fous ces caractères dans le Caffé, confidéré dans fon état naturel. Quant à leurs qualités d'empyreume, de fel volatil urineux & d'alkali fixe, on doit les regarder, comme factices & pures créatures du feu. En effet, l'huile combinée de ce fruit ne doit être dans son état naturel aucunement altérée d'empyreume, ni imprégnée de particules ignées. C'est une huile essentielle, qui n'ayant point souffert l'action du feu, doit avoir conservé sa qualité douce, son odeur suave & ses principes volatils tels qu'elle les a reçus de la nature; pour ce qui est des sels urineux & lixiviels, on conçoit qu'ils sont aussi l'effet de la torréfaction & de la calcination; car le feu n'ayant point exercé son action sur le Caffé, n'a pu lui enlever son eau de végétation; l'acide essentiel de ce végétal demeure donc intact & exempt d'alkalescence.

Ainsi, dans tous les procédés que nous mettrons en usage pour analyser le Caffé, nous aurons soin d'éviter l'analyse par la voie sèche, comme cause de l'altération de presque tous les corps (a). Le Caffé y sera

---

(a) On sçait aujourd'hui à quoi s'en tenir sur ces analyses à feu nud, par lesquelles presque tous les végétaux donnent à-peu-près les mêmes produits. M.

toujours employé dans ſon état naturel, & traité par la voie humide, comme le moyen le plus propre à faire connoître ſes principes conſtitutifs & naturels.

J'ai fait, dans cette vue, ſur le Caffé des analyſes d'abord ſimples, c'eſt-à-dire, par ſimple intermède ou menſtrue ſimple ; enſuite je les ai pratiquées doubles, c'eſt-à-dire, par deux différens intermedes alternativement appliqués au même Caffé par la voie humide & dans un ordre inverſe.

Analyſe par ſimple intermede du Caffé non torréfié.

PREMIER PROCÉDÉ.

Caffé traité dans ſon état naturel par l'infuſion & par l'ébullition dans l'eau, enſuite par la voie ſeche.

Après avoir mis quatre onces de Caffé de Moka concaſſé dans un pot de terre verniſſé,

---

Venel a fait voir tout le vice de ces ſortes d'analyſes dans les Mémoires des ſçavans étrangers.

j'ai verſé pardeſſus trois livres d'eau bouillante, je l'y ai laiſſé infuſer pendant vingt-quatre heures, au bout deſquelles je lui ai fait ſubir l'ébullition pendant deux heures, enſuite j'en ai verſé par inclinaiſon la liqueur dans un autre vaiſſeau ; elle avoit pris une couleur de vert foncé. Cette opération réitérée quatre fois ſur le même Caffé a employé douze livres d'eau qui ont extrait la partie colorante de ce fruit. Cette liqueur filtrée au papier gris & évaporée à petit feu n'a point formé de pellicule, & miſe à la cave, n'a dépoſé aucun produit crytallin.

Second Procédé.

Caffé dans ſon état naturel, mis en poudre & diſtillé au bain-marie.

Huit onces de Caffé de Moka pulvériſées & macérées pendant trois jours dans quatre livres d'eau, puis ſoumiſes à la diſtillation au bain-marie, n'ont fourni par ce procédé qu'une eau impregnée d'une odeur & d'un goût de Caffé, ſans donner d'huile.

Quoique j'aye annoncé que dans les analyses que je ferois sur le Caffé, j'aurois soin d'éviter celles qui se font par la voie seche; cependant, ne pouvant en obtenir l'huile que par cette voie, je n'ai pu me dispenser d'y avoir recours, uniquement pour me procurer l'occasion de faire l'examen du principe huileux de ce végétal. Voyez le septième Procédé, page 41, par lequel j'ai obtenu cette huile.

TROISIEME PROCÉDÉ.

Caffé distillé à feu nud.

La poudre du Caffé traité par les deux procédés ci-dessus, distillée ensuite à feu nud dans quatre livres d'eau, n'a rendu qu'une eau moins chargée d'odeur que la précédente.

QUATRIÈME PROCÉDÉ.

Caffé non torréfié, distillé à la cornue par le bain de sable.

La poudre du Caffé qui avoit été employée au troisième Procédé, a été remise dans une cornue de verre, au bain de sable, dont le feu a été pouſſé par degrés pendant quinze heures, a fourni ſix onces de liqueur d'un goût & d'une odeur de brûlé.

CINQUIEME PROCÉDÉ.

Le marc de cette diſtillation a été placé dans une cornue de grès à feu nud, pouſſé pendant douze heures, juſqu'à faire rougir la cornue ; il n'en eſt ſorti qu'une eau claire d'une forte odeur de brûlé. La matière qui reſtoit dans la cornue, étoit un vrai charbon qui, mis dans une poële de fer expoſée à un feu violent, a d'abord donné beaucoup de fumée ; & comme la calcination ſe faiſoit à l'air libre, la matière contenue dans cette poële a pris feu, dont la flamme a dévoré toute l'huile. Cette matiere étant tout-à fait calcinée, puis leſſivée & évaporée, a donné un ſel alkali ſixe.

Les produits qu'ont donnés ces différens procédés, ſe réduiſent :

1°. A une liqueur chargée de la partie colorante du Caffé.

2°. A une infuſion imprégnée de l'odeur

& du goût de ce fruit, mais point d'huile à nud.

3°. A une eau moins odorante que celle du second procédé.

4°. A six onces de liqueur d'un goût & d'une odeur de brûlé.

5°. A un sel alkali qu'ont laissé beaucoup de fumée & de flamme.

SIXIEME PROCÉDÉ.

Caffé traité par torréfaction.

On a torréfié au tambour quatre onces de Caffé de Moka, jusqu'à ce qu'il eût acquis une couleur canelle. Ce Caffé moulu & distillé au bain-marie a donné une eau odorante, ensuite distillé à feu nud, n'a rien fourni de plus.

SEPTIEME PROCÉDÉ.

Caffé traité par torréfaction & distillé à la cornue, à feu nud.

Après avoir torréfié & fait passer au moulin quatre onces de Caffé de Moka, il a été mis dans une cornue de grès que l'on a exposée à ſeu nud dans un fourneau dont le feu a été continué par degrés. Cette diſtillation, peu de tems après, a fait paſſer une huile brune & épaiſſe, qui, par le refroidiſſement, s'eſt attachée aux parois du récipient.

Examen de l'huile épaiſſe du Caffé.

L'eau-chaude verſée ſur cette huile, en a troublé la tranſparence & a paru en diſſoudre une légère portion, & l'autre partie s'eſt portée à la ſurface de l'eau.

En y verſant de l'eſprit-de-vin ordinaire, la liqueur s'eſt troublée & la diſſolution en eſt demeurée imparfaite; mais en la faiſant chauffer, elle s'eſt entierement opérée, & a pris une couleur vineuſe.

L'eau ayant été ajoutée à cette diſſolution, la liqueur a préſenté les mêmes phénomenes que donnent en pareil cas les teintures réſineuſes; elle a pris & conſervé la couleur d'un blanc opaque.

L'éther en a ſur-le-champ parfaitement opéré la diſſolution & a produit la même teinture qu'avoit donné l'esprit-de-vin sur cette dissolution exposée au bain-marie.

L'eau pure, versée sur cette teinture, en a rendu la liqueur aussi claire que l'eau distillée, & l'huile séparée de la résine par l'action du feu, a pris aussi-tôt le dessus sous la forme de pellicule.

Quant à la consistance de l'huile épaisse que donne le Caffé, traité par la voie seche, il est certain que les substances végétales, analysées par cette voie, se trouvant exposées à l'action violente du feu, quel degré de dureté qu'elles aient reçu de la nature, qu'elles se laissent aisément pénétrer par cet agent qui les dilate, descuit & met en mouvement les principes dont elles se trouvent composées, & donne par là occasion aux plus volatils de s'échaper. Ainsi il paroit que le feu ayant enlevé à cette huile une partie considérable du principe qui la rendoit fluide, on peut conclure qu'il est la vraie cause de sa consistance épaisse; & que si les réactifs ne peuvent l'extraire de ce fruit dans une consistance quelconque, cela vient de ce que leur action plus foible que celle du feu, se trouve insuffisante pour rompre avec la même facilité dont jouit cet agent, les liens dans lesquels les principes de la substance compacte du Caffé se trouvent très-étroitement engagés.

On ne doit donc pas espérer que le Caffé non torréfié puisse, du moins par la voie humide, donner aucun produit de substance huileuse, libre ou dégagée de ceux auxquels elle tient dans le Caffé pris dans son état naturel; puisque le feu est le seul agent au moyen duquel on puisse l'obtenir.

ARTICLE IV.

Première Analyse du Caffé par la voie humide.

Premier Procédé.

Caffé non torréfié traité d'abord par l'esprit de vin, & ensuite par l'eau un peu chaude.

Après avoir fait piler huit onces de Caffé de Moka, on l'a fait passer par le moulin pour en rendre la poudre plus divisée, cette préparation étant finie, on l'a introduit dans un matras, où l'on a versé une livre d'esprit-de-vin que l'on a laissé agir pendant deux jours sur cette poudre, ayant soin de l'exposer de tems en tems à la chaleur douce du bain-marie, & de l'agiter par intervalles ; ces deux jours étant écoulés, la teinture a été décantée, & remplacée par la même quantité d'esprit-de-vin ; ce changement a été successivement réitéré jusqu'à ce que l'esprit-de-vin ne tirât plus rien, ce qui a été jusquà six fois. La poudre, qui pesoit huit onces, s'est trouvé réduite à sept. L'esprit-de-vin en a donc extrait une once de substance. La teinture étoit de couleur ambrée.

L'eau versée sur cette teinture, l'a rendu laiteuse, & l'a couverte d'une écume grasse au toucher ; de nouvelle eau versée sur cette écume est pareillement devenue laiteuse ; mais distillée au bain de sable, elle n'a donné aucun produit huileux. Ce qui rendoit cette teinture laiteuse s'est précipité par le repos,

& la liqueur eſt devenue claire ; & après avoir été décantée, elle a laiſſé au fond du vaiſſeau la matière blanche qui s'étoit précipitée. Cette matière après avoir été deſsèchée au bain-marie, a fourni deux gros d'extrait d'une conſiſtance qui approchoit de celle de la poix molle, & qui avoit tous les caractères d'une ſubſtance réſineuſe. L'eau claire, décantée de deſſus ce précipité & gardée pendant huit jours, eſt devenue d'abord verte, enſuite brune ; (ces couleurs doiveut ſans doute être attribuées aux débris de la matière gommeuſe qu'avoit entraînée avec elle la ſubſtance réſineuſe) & a donné, par l'évaporation, ſix gros d'un extrait gommeux d'une conſiſtance moyenne.

Examen de l'extrait réſineux tiré par l'eſprit-de-vin.

On a partagé un morceau de cet extrait en trois parties égales, que l'on a placées dans trois verres ; on a verſé ſur chaque portion de cet extrait, un menſtrue différent : ſavoir, de l'eau, du vinaigre & de l'eſprit-de-vin rectifié ; aucun de ces agents n'ayant pu exercer son action sur cet extrait, on a eu recours à d'autres. C'est pourquoi on en a exposé un autre morceau sur une pelle rougie au feu : aussitôt il a fusé, puis a répandu de la fumée & s'est bientôt enflammé ; cette quantité de fumée & de flamme a fait voir que cet extrait abonde en phlogistique & que c'est vraisemblablement en vertu de ce principe que la substance dans laquelle il se trouve combiné, résiste à l'action de l'esprit-de-vin, ce qui est le propre des substances sulphureuses qui résistent à l'action de ce menstrue, vraisemblablement à raison de la grande quantité de phlogistique combiné avec l'acide vitriolique qu'elles contiennent. Ce même extrait broyé dans un mortier de marbre avec le jaune d'œuf, s'est très-bien dissous, & après avoir versé peu-à-peu de l'eau sur cette dissolution, dès qu'elle a été reposée, l'extrait dissous s'est étendu avec son dissolvant, sans qu'il parût de décomposition. Il paroît que le jaune d'œuf produit cet effet par son principe huileux.

L'esprit-de-vin versé sur cet extrait broyé & trituré avec le sucre en a insensiblement dissous le mélange. Cette dissolution a pris une coleur ambrée ; & lorsqu'elle a été étendue dans l'eau, elle est devenue laiteuse ; s'étant ensuite éclaircie par le repos, elle a laissé un sédiment blanchâtre qui n'a éprouvé aucun changement.

On voit par ce procédé, que le sucre est l'intermede, qui par son principe huileux, donne à l'esprit-de-vin la facilité de dissoudre cet extrait.

L'éther & l'huile essentielle de citron ont l'un & l'autre parfaitement dissous l'extrait résineux du Caffé tiré par l'esprit-de-vin.

La liqueur de tartre par défaillance dissout très-complettement cette substance résineuse vraisemblablement parce qu'elle l'attaque d'abord par le latus salin auquel elle s'unit, & par ce moyen décompose cet extrait.

Il résulte de cet examen, que l'extrait résineux du Caffé, tiré de la maniere dont on l'a dit, contient un principe qui le rend indissolube à l'esprit-de-vin, mais que l'alkali fixe,

le jaune

le jaune d'œuf, l'addition du ſucre à l'eſprit-de-vin, l'éther vitriolique & certaines huiles eſſentielles en operent très bien la diſſolution.

EXAMEN

De l'extrait gommeux du Caffé, provenant de l'évaporation de l'eau employée pour la précipitation de l'extrait réſineux.

Après avoir peſé trois parties de l'extrait provenant de l'eau employée à faire précipiter l'extrait du Caffé tiré par l'eſprit-de-vin, & les ayant miſes en trois verres, j'ai verſé de l'eſprit-de-vin dans l'un, du vinaigre dans l'autre, & de l'eau dans le troiſieme ; l'eſprit-de-vin n'y a produit aucun changement ; le vinaigre n'a diſſous cet extrait qu'en partie ; mais l'eau en a tiré complettement la teinture.

Ces réſultats annoncent que les principes conſtitutifs de cet extrait peuvent être regardés comme caractériſants une vraie gomme.

SECOND PROCÉDÉ.

Réſidu du Caffé traité d'abord à l'eſprit-de-vin, enſuite à l'eau.

Le Caffé, qui dans la première analyſe avoit été traité par l'eſprit-de-vin, après avoir été desséché, a subi une infusion nouvelle dans deux livres d'eau chaude que l'on a eu soin d'agiter de temps en temps. Cette liqueur ayant pris une couleur citrine, a été décantée & remplacée par la même quantité d'eau chaude, jusqu'à ce que le principe colorant parût épuisé. Vingt livres d'eau ont été employées pour ces infusions que l'on a conservées : lorsqu'elles ont été réunies, on les a fait évaporer; elles ont fourni par cette opération une once & demie d'extrait purement gommeux. Cet extrait s'est trouvé entiérement soluble dans le vinaigre, ainsi que dans l'eau.

E x a m e n

Du marc de Caffé résultant du second procédé.

Le marc du Caffé qui avoit servi à ces infusions, étoit du poids de cinq onces & demie; l'esprit-de-vin, à l'action duquel on l'a d'abord exposé, n'en a extrait aucun principe, & lorsqu'il a été appliqué à celle de l'éther, ce menstrue s'est seulement un peu coloré; ce résidu exposé au feu a produit beaucoup de fumée, laquelle a pris feu avec flamme à l'approche d'une bougie, quoiqu'elle fût un peu éloignée. La cendre, après avoir été lessivée, filtrée & évaporée, a donné neuf grains de sel alkali fixe jaunâtre, & un gros, trente-six grains de terre.

Il résulte de cette premiére analyse, que l'on tire de huit onces de Caffé en poudre & non torréfié :

1°. De la dissolution à l'esprit-de-vin, une substance résineuse pésant	2 gros.
Et une substance gommeuse du poids de	6 gros.
2°. De l'infusion dans l'eau, un extrait gommeux du poids . .	d'une once 4 gros.
3°. Un marc ou résidu du poids . . .	de cinq onces 4 gros.
TOTAL. . . .	huit onces.
Et du résidu ou marc du poids	de cinq onces & ½.

Terre . . . . 1 gros & demi.

Sel lixiviel ou alkali fixe . . . . *9 grains.*

Perte de substance par l'incinération . . . . *5 onces 2 gros 27 grains.*

ARTICLE V.

Seconde analyse du Caffé, par la voie humide.

PREMIER PROCÉDÉ.

Caffé non torréfié, traité premiérement à l'eau.

Ayant fait pulvériser huit autres onces de Caffé de Moka, ainsi qu'on l'avoit fait pour la première analyse commencée par l'esprit-de-vin, je les ai mises dans un vaisseau où j'ai versé quatre livres d'eau chaude, ayant eu soin, pour faciliter l'infusion de la poudre, de l'agiter de temps en temps, & lorsque l'eau s'est trouvée suffisamment colorée de teinture citrine, je l'ai décantée pour lui en substituer de nouvelle; ce changement ſucceſſif a été réitéré juſqu'à quinze fois, & pour donner plus d'activité à cette infuſion, de fois à autre je l'expoſois au bain-marie, de manière à y entretenir une chaleur douce. La quantité de l'eau que l'on a employée pour toutes ces infuſions a monté juſqu'à trente pintes. Après avoir réuni ces teintures en une ſeule, je les ai fait évaporer à une chaleur douce; elles ont fourni un extrait de bonne conſiſtance, peſant deux onces & un gros.

Le marc, après avoir été deſſéché au bain-marie & mis à la balance, peſoit cinq onces; ce qui fait ſept gros de perte.

EXAMEN

De l'extrait ci-deſſus tiré à l'eau.

Pour prendre une connoiſſance exacte des principes contenus dans cet extrait, j'ai employé trois menſtrues différents qui ont été placés chacun à part dans autant de verres contenants chacun une portion de cet extrait.

L'eau appliquée à l'extrait du premier verre l'a diſſous complettement.

Le vinaigre, quoiqu'agité avec celui du ſecond, n'a pu le diſſoudre; cet extrait eſt en partie demeuré au fond du verre, & la liqueur a pris une couleur un peu laiteuſe.

L'eſprit-de-vin n'a diſſous du troiſieme qu'une très-petite portion, laquelle a communiqué une couleur légérement citrine à l'eau; & la majeure partie auſſi-tôt s'eſt attachée aux parois du verre.

SECOND PROCÉDÉ.

Reſtant du Caffé expoſé à l'action de l'eſprit-de vin, après avoir été traité par l'eau.

Le marc du Caffé que l'on a d'abord expoſé à l'action de l'eau chaude, & qui étoit du poids de cinq onces ſept gros, ne donnant plus de parties colorantes, a été deſſéché & mis enſuite en digeſtion dans l'eſprit-de-vin; ce menſtrue appliqué à cette poudre, en a tiré une teinture de couleur citrine; cette liqueur a été décantée & remplacée par une égale quantité de nouvel eſprit-de-vin, juſqu'à ce que le principe résineux ne colorât plus ce menstrue. La derniere teinture ayant été versée par inclinaison, le résidu que l'on a fait dessécher au bain-marie, a été remis de nouveau dans l'esprit-de-vin & au bain-marie, & agité de temps en temps pour lui communiquer le degré de chaleur propre à donner plus d'activité à ce dissolvant. La teinture retirée de ce résidu s'est trouvée de couleur citrine, comme la premiere.

On a employé, pour analyser cette quantité de Caffé, sept livres d'esprit-de-vin.

Après avoir réuni toute la quantité de cette teinture spiritueuse, j'ai versé sur le tout de l'eau filtrée jusqu'à ce qu'elle eût pris une couleur laiteuse; en s'éclaircissant, elle a, par le repos, laissé déposer un sédiment de couleur blanche, cette liqueur décantée & évaporée au bain-marie a donné quarante-huit grains d'extrait résineux.

Ce résultat comparé avec celui que nous a fourni la premiere analyse commencée par l'esprit-de-vin & continuée par l'eau, démontre clairement que le produit de la partie résineuse obtenu par la premiere, surpasse en quantité celui de la seconde; puisque par la premiere, de huit onces de Caffé l'on a retiré deux gros d'extrait résineux, & que par la seconde, on n'a retiré de la même quantité de Caffé, que quarante-huit grains de même extrait; ce qui fait un gros 24 grains de différence. Cela peut servir à prouver que de deux menstrues, l'un aqueux & l'autre spiritueux, employés alternativement & d'une maniere inverse pour l'analyse d'un végétal gommo-résineux, ou résino-gommeux, si l'esprit-de-vin est appliqué le premier, il en extraira une plus grande quantité de partie résineuse *& vice versâ.*

Cette analyse, par double intermede, paroît fournir un moyen sûr de connoître la quantité des principes que ces deux liqueurs ou menstrues différents, c'est-à-dire, l'eau & l'esprit-de-vin appliqués l'un avant ou l'un après l'autre aux substances soit végétales, soit animales, peuvent en extraire. Elle paroît mériter la préférence sur les analyses ordinaires.

Les cinq onces sept gros de Caffé traitées ainsi par l'esprit-de-vin, se sont trouvé réduites par la dessication, à quatre onces, six gros & un scrupule. Et par la calcination, à deux gros.

Le résidu ayant été lessivé, filtré & évaporé, a fourni dix-huit grains de sel alkali fixe de couleur rousse.

L'extrait résineux traité de la même maniere que celui de la premiere analyse, a offert les mêmes résultats.

ARTICLE VI.

Analyse du Caffé par la distillation.

PREMIER PROCÉDÉ.

Caffé non torréfié placé seul dans la cucurbite & distillé au bain-marie.

HUIT onces de Caffé de Moka en poudre ont été mises à sec dans la cucurbite d'étain d'un alambic exposée au bain-marie : après avoir donné à ce bain le degré de chaleur de l'eau bouillante, ce Caffé a fourni par la diſtillation, demi-once d'une eau très-claire, ayant l'odeur & le goût du Caffé. C'eſt l'eau de végétation du Caffé, chargée d'une portion de ſes principes odorant & volatil.

SECOND PROCÉDÉ.

Même Caffé retiré de la cucurbite, & traité à l'eau.

Ce Caffé retiré de la cucurbite, a été mis dans de l'eau diſtillée, un peu chaude, lorſque l'eau a ceſſé d'en tirer la partie colorante, après avoir été miſe en évaporation, elle a laiſſé deux onces d'extrait gommeux.

Ce réſidu a été enſuite mis dans l'eau de l'alambic avec de la nouvelle eau diſtillée, & la cucurbite d'étain a été ſupprimée. Alors on a pouſſé le feu pour donner à ce fruit le degré de chaleur de l'eau bouillante; cette opération a fait paſſer dans le récipient une partie de l'eau de la cucurbite; cette liqueur avoit une légere odeur de Caffé, ſans cependant qu'il y parût aucun mélange d'huile. Le Caffé retiré de l'alambic a été exposé à l'air, pour y sécher; l'eau dans laquelle il avoit subi l'ébullition, a fourni par l'évaporation un gros d'extrait semblable au précédent.

TROISIEME PROCÉDÉ.

Même Caffé traité à l'esprit-de-vin, &c.

Le Caffé qui avoit été employé dans le deuxieme Procédé, étant sec, a été broyé dans un mortier de fer avec deux onces de sel alkali du tartre; dans cet état on l'a mis dans deux livres d'esprit-de-vin pour y subir l'action de ce menstrue; cet alkali en a rendu la teinture plus colorée que celle que l'on avoit précédemment obtenue sans le secours de ce sel. Cette liqueur a été décantée & remplacée par une égale quantité d'esprit-de-vin; on a réitéré cette opération jusqu'à ce que ce menstrue ne tirât plus de teinture. La quantité d'esprit-de-vin que l'on a employé pour cet objet, a été de sept livres. Les teintures recueillies de ces infusions ont été étendues dans dix pintes d'eau filtrée. Ce mélange en a rendu l'eau très-laiteuse; un repos de quinze jours ne l'a point éclaircie. Cette liqueur, foumife à l'épreuve du fyrop de viollettes, n'en a aucunement altéré la couleur ; & filtrée au papier gris, elle eft devenue claire & a laiffé fur le filtre un enduit de confiftance d'huile figée, du poids de quarante-huit grains ; lequel ayant été broyé, s'eft trouvé foluble dans l'efprit-de-vin, mais indiffoluble dans le vinaigre & dans l'eau.

Le Caffé qui avoit fubi l'action de l'efprit-de-vin ayant été féché, puis appliqué à l'éther, n'a rien produit ; & après avoir été de nouveau féché, pefoit cinq onces, fix gros. La calcination l'a réduit à une once, cinq gros ; enfin, après avoir été leffivé, filtré & évaporé, il en eft réfulté un fel alkali de couleur rouffe, de cinq gros, quarante-deux grains. La perte totale a été de fix onces, fix gros & quarante-quatre grains.

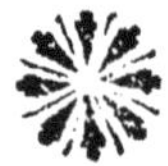

ARTICLE VII.

Comparaiſon des produits réſineux du Caffé, avec ceux des ſubſtances bitumineuſes.

SI l'on compare les produits, ſur-tout réſineux, que fourniſſent les différentes analyſes auxquelles on a ſoumis le Caffé, avec les réſultats de l'analyſe des bitumes, l'on ſera porté à reconnoître une forte d'analogie entre ces deux ſubſtances. La conformité qu'elles offrent, ſemble démontrer l'identité d'une partie de leurs principes conſtitutifs. Les obſervations ſuivantes paroiſſent en établir la preuve.

L'eſprit-de-vin appliqué à l'extrait réſineux du Caffé n'a eu aucune action ſur ce produit; & lorſque ce menſtrue en a extrait quelque choſe, il paroît qu'on ne doit l'attribuer qu'à l'eau de compoſition de l'eſprit-de-vin, qui, ayant action ſur la partie gommeuſe, en a diſſous la portion qui tenoit le moins à la ſubſtance de ce végétal, & l'a ſéparée du principe réſineux.

Le même menſtrue appliqué aux bitumes trouve la même réſiſtance que lui a fait éprouver l'extrait réſineux du Caffé.

Les autres moyens qu'on emploie pour analyſer, par comparaiſon, ces deux ſubſtances différentes, donnent conſtamment les mêmes réſultats. Cette conformité parfaite paroît porter à conclure que les principes réſineux du Caffé & du ſuccin, par exemple, ſemblent être de même nature.

Voici un détail ſuccint & des raiſons aſſez propres à autoriſer cette conſéquence.

Les bitumes ſont des ſubſtances inflammables & indiſſolubles dans l'eſprit-de-vin; mais lorſqu'ils ont été pénétrés par les alkalis fixes, l'eſprit-de-vin alors les diſſout parfaitement.

Ils ſont compoſés principalement d'un principe huileux, ſurchargé de phlogiſtique & d'un acide naturellement concentré, &c. L'exiſtence d'un principe ſalin paroît être prouvée par la facilité avec laquelle le deliquium de tartre décompoſe les bitumes, ce qui ſemble annoncer l'union de cet alkali avec leur acide. Et leur inflammabilité aux approches du feu, fait voir qu'ils abondent en phlogistique.

Ce n'est donc ni à l'acide, ni au principe huileux qu'on doit attribuer leur indissolubilité dans l'esprit-de-vin. Mais on pourroit soupçonner que le phlogistique en est la vraie cause.

Cette théorie se prouve par la résistance qu'oppose le soufre à l'action de l'esprit-de-vin. (On sait que ce minéral est composé d'un acide vitriolique, & du principe inflammable.) Entre ces deux principes, il n'y a, sans doute, que le phlogistique que l'on puisse regarder comme cause de l'indissolubilité du soufre dans l'esprit-de-vin, puisque l'acide vitriolique, loin de résister à l'action de l'esprit-de-vin, a une si grande affinité avec son eau de composition, qu'il le dévore, pour ainsi dire, pour s'y unir lorsqu'on veut en faire le mélange. D'ailleurs, si l'on applique un alkali fixe à un bitume quelconque, celui-ci se décompose, l'alkali s'empare de l'acide, & l'huile du bitume, par ce moyen dégagé du phlogiſtique qui la maſquoit, devenu libre, ſe trouve ſoumiſe à l'action de l'eſprit-de-vin, & fait une eſpèce de ſavon bitumeux. *M. Baron*, dans ſes remarques ſur Lémery, en parlant de *la teinture du karabé*, page 588, ligne 10, dit : « qu'une liqueur » purement alkaline, telle que l'huile de tar- » tre par défaillance, diſſout beaucoup mieux » le ſuccin, que ne le fait l'eſprit-de-vin le » mieux rectifié, qui n'opere cette diſſolution » qu'avec peine & fort imparfaitement » ; & page 589, ligne 22 de la note, il ajoute : « C'eſt pourquoi, lorſqu'on veut diſſoudre » des ſubſtances bitumeuſes, il faut y em- » ployer un alkali fixe, qui s'uniſſant à l'acide, » puiſſe, par ce moyen, donner à l'eſprit-de- » vin plus de facilité à pénétrer cette ſubſ- » tance, & à exercer ſon action ſur ſon » huile, qui eſt la ſeule partie dont il puiſſe » ſe charger: » Ainſi les bitumes ſont des » réſines dans leſquelles l'huile abondant en phlogiſtique, s'eſt ſaturée de celle des végétaux.

L'alkali fixe, comme on ſçait, a non-ſeulement la propriété de s'unir aux acides, & de former par cette union des composés salins qu'on appelle neutres, tel que le tartre vitriolé lorſqu'il a pour baſe l'alkali ſixe du tartre uni à l'acide vitriolique; il a encore celle de ſe joindre aux huiles, avec leſquelles il forme des composés ſavoneux. Ainſi l'alkali ſixe a le double avantage de rompre en même temps l'aggrégation des principes qui compoſent les bitumes, de les décompoſer & de donner plus de priſe à l'eſprit-de-vin pour les diſſoudre. On peut dire que les bitumes ſont des réſines dont l'huile eſt dûe aux végétaux, à ceux ſurtout qui abondent en phlogiſtique.

ARTICLE VIII.

Inconvénients de l'uſage du Caffé préparé ſans méthode.

LES inconvénients qui résultent de l'uſage du Caffé mal préparé, ſont un objet trop important, pour nous permettre de rien oublier ſur ce qui peut manquer au tableau que divers Auteurs célebres ont laiſſé touchant ſa préparation & ſes effets ; ainſi nous allons ajouter à ce qu'ils en ont écrit, les réflexions ſuivantes.

Comme les bonnes & les mauvaiſes qualités du Caffé en boiſſon dépendent l'une & l'autre de la maniere de le préparer, on ne doit eſpérer aucun effet ſalutaire de celui dont la préparation ſera vicieuſe ; on doit, par cette raiſon, éviter toute torréfaction portée au-delà du degré qu'il convient delui donner ; car dès qu'il ſe trouve pouſſé trop loin, il n'eſt plus propre qu'à détruire les qualités douces & ſalutaires des principes de ce fruit, & à lui imprimer au contraire un caractere d'empyreume ou d'huile brûlée, capable de porter l'irritation & le déſordre dans les fonctions du corps. D'après ces réflexions, on peut aſſurer que le goût général qu'on a pris pour le Caffé ou boiſſon & ſa grande célébrité en feroient, ſans doute, le plus grand éloge, qu'il n'auroit même rien qui dût en faire redouter l'uſage, ſi d'ailleurs la maniere de le préparer étoit soumise à des regles propres à prévenir les dangers auxquels il expose, & qui sont d'autant plus à craindre, que sans avoir égard à aucune circonstance, on en prodigue indistinctement l'usage à tous les tempéramments dans les différents degrés d'irritabilité qui tiennent à leurs constitutions, à quoi l'on doit ajouter l'état valétudinaire dans lequel se trouvent assez souvent les personnes qui s'y livrent; l'âge tendre auquel on n'hésite pas de le permettre, les préparations enfin mal entendues & source ordinaire des fâcheux effets que souvent il produit. Tous ces abus dans l'usage du Caffé sont autant de motifs qui invitent le Médecin à donner une attention nouvelle à tout ce qui peut concerner la préparation & la salubrité des objets de luxe ou de délices propres à satisfaire le goût ou le besoin de l'espece humaine, surtout à corriger des fautes malheureusement déjà passées en habitude.

Nous avons observé que le Caffé considéré dans son état naturel, c'est-à-dire, n'ayant aucunement éprouvé l'action du feu, ne contient que des principes doux & salutaires, ce qui fait voir que les fâcheux effets qui lui sont attribués, sont censés n'être dûs qu'à sa préparation vicieuse. En effet, le degré de torréfaction peu méthodique que l'on donne communément à ce fruit, le réduit souvent en un état charbonneux, en dissipe par-là les parties volatiles, & conséquemment en altère les principes constitutifs. Le principe huileux naturellement doux & balsamique, contracte, par l'action du feu, un caractere d'empyreume désagréable & qui peut devenir très-nuisible; ainsi parmi les personnes qui se livrent à l'usage de la boisson dans laquelle entre ce principe vicieux, il en est beaucoup qui ne tardent pas à en ressentir des effets capables non-seulement de causer de fréquents maux de gorge, des hémorrhagies, des hémorrhoïdes; en un mot, de répandre l'agitation & le trouble dans les fonctions des différentes parties du corps, notamment au cerveau principe de tous les nerfs, où cette cauſe incendiaire peut donner naiſſance à des maux de tête rébelles, à l'inſomnie, & cauſer d'autres ravages qui ſe communiquent bientôt à toute l'économie animale.

Par ce détail préliminaire, on peut d'un coup-d'œil appercevoir le grand nombre d'inconvénients qui doivent réſulter de l'uſage du Caffé mal préparé, & combien il peut être à redouter pour les perſonnes de complexion maigre, bilieuſe, irritable, & pour celles dont le ſang & les humeurs ſont viciés par un degré quelconque de diſſolution ou d'acrimonie.

Les mélancholiques, les hypochondriaques, dont le ſang déjà dénué de principes actifs & ſpiritueux, ſe trouve encore chargé des ſels fixes & âcres que lui communique la boiſſon du Caffé mal torréfié, en ſont quelquefois les triſtes victimes. D'ailleurs, non-ſeulement elle diſſout trop les parties balſamiques du ſang, elle accélére encore la diſſipation de ſes principes ſpiritueux; de-là ces principes doux changés en acrimonie, une fois mis en mouvement, ſont capables de porter le trouble par-tout ; de donner occasion à la dissolution du sang, aux hémorrhagies, à l'insomnie, aux palpitations de cœur, aux affections spasmodiques & hypochondriaques. Ainsi les personnes bilieuses, celles qui éprouvent habituellement des chaleurs d'entrailles, celles qui sont sujettes aux hémorrhoïdes, aux érysipéles, les mélancholiques, les femmes dont les évacuations périodiques sont trop abondantes & occasionnent souvent des fausses couches, les personnes enfin dont la poitrine délicate peut les disposer à la phthisie, toutes ces personnes doivent absolument s'abstenir du Caffé, sur-tout mal préparé.

On comprend sans doute que les effets pernicieux que l'on vient de reprocher au Caffé, ne regardent point celui qui est préparé méthodiquement ; qu'au contraire, les inconvénients dont on vient de faire l'exposé, ne doivent être imputés qu'au degré de torréfaction peu méthodique que l'on fait communément subir à ce fruit, & à l'application vicieuse de son usage.

La difficulté & peut-être l'impoffibilité d'extraire complettement les principes conftitutifs du Caffé par le fecours de l'eau feule, même bouillante, font une preuve de l'adhérence intime qui les tient liés, & conféquemment de la dureté & denfité du fruit dans la combinaifon duquel ils entrent. On eft, par cette raifon, forcé de recourir à une force majeure pour en obtenir la défunion; le feu eft fans doute l'agent le plus propre à opérer cet effet; la torréfaction eft donc la préparation préliminaire fans laquelle on tenteroit envain d'arracher au Caffé des principes trop étroitement unis, pour que l'eau feule pût les forcer à lâcher prife. Mais comme cette torréfaction peut prendre des degrés d'intenfité plus ou moins marqués, & que le goût agréable, ainfi que la falubrité de la boiffon du Caffé, dépendent effentiellement du degré précis de torréfaction qu'il doit avoir reçu avant de l'expofer à l'infufion; il eft à propos de déterminer ce degré par un figne vifible. Ainfi dès que le Caffé aura pris une couleur canelle, on doit, à cet indice, ſe tenir pour averti qu'il faut à l'inſtant arrêter la torréfaction, & que ce fruit eſt ſuffiſamment brûlé. Il convient auſſi de déſigner à quel degré de chaleur le Caffé appliqué à l'eau doit recevoir l'action du feu, pour en obtenir une boiſſon qui, méthodiquement préparée, ſoit agréable & toujours ſalutaire. Nous traiterons ce dernier article, quand nous en ſerons à l'infuſion du Caffé. Il réſulte de ce qui vient d'être dit que la bonne préparation du Caffé conſiſte en deux points principaux, qui ſont ſa torréfaction & ſon infuſion.

ARTICLE IX.

Degré de torréfaction néceſſaire au Caffé.

LA torréfaction eſt la premiere & la plus eſſentielle des opérations requiſes pour préparer le Caffé, d'une maniere propre à le rendre ſalutaire; les vaiſſeaux les plus commodes & les plus convenables à cette opération, font ceux de fer ou d'argent. Quelques Auteurs prétendent que l'on doit préférer les vaiſſeaux de terre verniſſée, pour éviter, diſent-ils, l'impreſſion que ceux de fer peuvent communiquer au Caffé; mais l'expérience journaliere ſuffit pour prouver que l'on peut, ſans aucun inconvénient, brûler le Caffé dans les vaiſſeaux de fer. On pourroit avec plus de raiſon redouter l'uſage des vaiſſeaux de terre verniſſée, en ce que le Caffé s'y trouvant à ſec tandis qu'on le brûle, la couverte communément appellée émail ou vernis, & qui eſt une eſpéce de vitrification, s'éclate aiſément, lorſque la chaleur devient plus animée; or les éclats de cette couverte ſe trouvant mêlés & pulvériſés avec le Caffé, pourroient peut-être en rendre la boiſſon mal-faiſante & nuiſible. Quoiqu'il en ſoit, je ne vois pas qu'il puiſſe y avoir d'inconvénient à s'en tenir au tambour de fer.

Excepté les vaiſſeaux de fer & ceux d'argent que nous avons propoſés pour la torréfaction du Caffé, on doit éviter toutes les autres matieres métalliques, comme capables de lui communiquer des qualités étrangeres ou nuisibles.

ARTICLE X.

Tambour ou vaisseau propre à torréfier le Caffé.

QUELQUE soit la matiere destinée à la construction du tambour à torréfier, la forme la plus commode à donner à ce vaisseau, est celle du tambour de fer que communément on emploie pour brûler le Caffé, avec cette différence, que la broche qui en occupe le centre, soit coupée à son entrée, ainsi qu'à sa sortie de la caisse; & que pour éviter les issues par où pourroient s'échaper, pendant la torréfaction, les parties volatiles du Caffé, il convient que le bout qui sert de queue à la broche, soit attaché à patte rivée au centre du fond de la caisse par lequel elle passoit; & que l'autre bout soit attaché de la même maniere au centre du fond opposé, mais armé d'une manivelle de bois arrêtée de maniere qu'elle ne puisse tourner sur le bout de fer qu'elle recouvre, & au moyen de laquelle on puisse faire tourner le tambour sur son axe.

La broche, par ce moyen, n'occupant point l'intérieur de la caisse, n'aura pas l'inconvénient des issues qu'elle y laisse ordinairement, soit à son entrée, soit à sa sortie du tambour; & les goupilles que l'on employoit pour fixer la broche, qui d'ailleurs étoient sujettes à se déplacer, deviennent inutiles. Il est certain que moins il y aura d'issues à cette caisse, moins aussi il se dissipera des principes volatils du Caffé pendant la torréfaction.

Il est important que la porte du tambour soit faite en coulisse & pratiquée sur la longueur de la caisse, qui par cette raison, doit être proportionnée de maniere à favoriser le jeu de cette coulisse, sur la longueur de la caisse, & qu'elle soit assez exactement travaillée pour qu'on puisse la faire aller & venir avec facilité.

Comme il eſt néceſſaire d'ôter de temps en temps le tambour de deſſus le réchaud, & de ſecouer le Caffé, afin qu'il ſe brûle plus également, & même de le découvrir pour connoître le degré de couleur qu'il peut avoir reçu, il ſeroit à craindre que le jeu de la couliſſe ne laiſſât dans cet examen échaper le Caffé. Pour en prévenir l'inconvénient, il ſuffira d'avoir ſoin que la manivelle & l'ouverture du tambour ſe trouvent dirigées ſur la même ligne. On pourra, par cette précaution, ſupporter d'une main le tambour par le moyen de la manivelle, & de l'autre main, l'ouvrir, & empêcher que ce vaiſſeau ne panche, ſoit à droite, ſoit à gauche, & ne donne occaſion à la ſortie du Caffé, ce qui retarderoit & dérangeroit l'opération.

Enfin le tambour doit s'appliquer & tourner ſur deux échancrures oppoſées & pratiquées au bord ſupérieur d'un réchaud de fer.

Le Caffé de Moka eſt compoſé de principes trop mobiles, pour ſupporter la grande action du feu, sans souffrir une perte considérable de ses parties volatiles; il ne doit, par cette raison, subir qu'un degré de torréfaction assez ménagée, pour que cette perte soit la moindre possible. Pour éviter la grande dissipation de ces principes, il est important d'observer, 1°. qu'il faut que le vaisseau dans lequel doit s'opérer la torréfaction, puisse, comme nous l'avons dit, fermer exactement; & que conséquemment on doit éviter les vaisseaux dans lesquels la torréfaction se feroit à découvert.

2°. Que la couleur imprimée par la torréfaction au Caffé, ne passe jamais celle que nous avons désignée à la page 71, lig. 24; autrement l'huile essentielle du Caffé se trouveroit exposée à contracter des degrés d'empyreume qui rendroient nuisible la boisson tirée de ce fruit.

3°. Qu'il faut être attentif à ne torréfier le Caffé qu'à un degré de feu très-modéré & pour ainsi dire, toujours égal; c'est le moyen de prévenir les variations de couleurs qu'il pourroit prendre, & qui portées au-delà du degré méthodique, ne le rendroient propre qu'à fournir une boiſſon incendiaire & nuiſible.

4°. Que l'on doit ouvrir de temps en temps le tambour, pour examiner la couleur que le Caffé peut avoir acquiſe, & le refermer promptement.

5°. Qu'il faut ſans délai retirer le tambour de deſſus le feu, dès que le Caffé aura reçu la couleur preſcrite, & le tourner encore à l'air pendant environ deux minutes. Puis poûr arrêter l'évaporation de ſes principes, tremper le tambour dans l'eau froide, de maniere cependant que l'eau ne puiſſe atteindre juſqu'à la couliſſe, & verſer tout de ſuite le Caffé dans un vaiſſeau, ſoit de faïence, ſoit d'argent, ſoit de fer blanc, ou de grès.

Le Caffé des Iſles eſt compoſé des mêmes principes que celui de Moka, mais ils y ſont combinés dans des proportions différentes. Le principe aqueux dans le Caffé des Iſles domine ſur le principe huileux; ainſi il importe à la bonté de ſon infuſion, de lui enlever la ſurabondance d'eau qu'il contient, comme le ſeul moyen d'en rapprocher les parties huileuſes; pour remplir cet objet, il ſuffira de lui donner un degré de torréfaction qui ſurpaſſe un peu celui qui eſt marqué pour celle du Caffé de Moka; ainſi le degré de torréfaction propre au Caffé des Iſles, eſt celui qui lui aura imprimé la couleur maron.

ARTICLE XI.

Propriétés du Caffé brûlé méthodiquement.

Le Caffé brûlé méthodiquement n'ayant éprouvé de l'action du feu que le degré néceſſaire pour en ouvrir les pores, le pénétrer & dégager ſes principes des liens qui les tenoient dans la plus étroite union, n'a pu contracter d'altération notable; ce degré de chaleur, au contraire en rompant l'union de ces pricipes, leur a donné la facilité de ſe mouvoir & de s'échaper au premier choc capable de les ébranler; ainſi il eſt aiſé de concevoir que leur mobilité eſt la cauſe ſans laquelle ils ne pourroient ſe communiquer que foiblement à l'eau. Leur principe ſalin n'a donc point contracté d'alkaleſcence réelle; & le principe huileux ſe trouve conſéquemment exempt d'empyreume.

Par ce ſimple expoſé, il eſt aiſé de reconnoître que l'huile aromatique du Caffé, comme un de ſes principes conſtitutifs, eſt propre à communiquer à ſon infuſion une vertu tonique capable de ſoutenir le reſſort, & même de le relever lorſqu'il ſe trouve abattu; c'eſt vraiſemblablement par cette raiſon, que feu M. Hecquet dans ſes diſpenſes de carême a dit « que le Caffé en » boiſſon eſt un préſervatif contre la foibleſſe » d'eſtomach. On remarque, en effet, qu'il » rétablit l'appétit, qu'il favoriſe & hâte la » digeſtion; outre, dit-il, qu'il ajoute aux » agrémens de la vie par la joie qu'il inſ» pire, il chaſſe le chagrin & rappelle la » gaîté. D'ailleurs l'expérience journaliere » nous apprend qu'il abat les vapeurs du

» vin.

» vin. Il eſt même d'un grand ſecours dans
» les effets de l'abus des liqueurs ſpiri-
» tueuſes. Il donne de la ſérénité à l'eſprit,
» il le rend plus ſubtil & plus habile au
» travail. Il prête du courage & plus de
» de vivacité à l'imagination & à la mémoire;
» il reſſuſcite la vigueur; il excite l'efferveſ-
» cence du ſang; il eſt utile aux perſon-
» nes replettes & pituiteuſes. Il provoque
» les évacuations périodiques du ſexe; il
» rend plus libre le cours des urines; il
» imprime aux divers organes l'aptitude à
» exécuter plus facilement & plus prompte-
» ment leurs fonctions. Il eſt d'un grand
» ſecours contre les coliques cauſées par les
» flatuoſités ou vents qui s'engendrent dans
» le corps. Il modere le trop de propenſion
» au ſommeil; il détruit l'engourdiſſement;
» il appaiſe, il fait même ceſſer la migraine
» & les maux de tête. Il diſſout les humeurs
» groſſieres & viſqueuſes, & leur rend leur
» fluidité naturelle; il eſt, par cette raiſon,
» très-utile dans les obſtructions; il offre
» un ſecours toujours propice aux goutteux,

» ſurtout aux perſonnes dont les humeurs
» épaiſſies ſe meuvent avec lenteur, crou-
» piſſent ou circulent difficilement; il a la
» vertu d'adoucir les liqueurs, de les deſ-
» ſaler, d'abſorber les acides qui ſe trou-
» vent dans les premieres voies, & de les
» émouſſer par ſon amertume; il tarit les
» fluxions, parce que contribuant à la bonté
» des digeſtions, il prévient beaucoup de
» crudités, qui communément ſont la ſource
» de ce qu'on appelle pituite. Il eſt encore
» regardé comme un puiſſant diurétique,
» propre par conſéquent, à délivrer le
» ſang, des ſéroſités qui entretiennent les
» fluxions. C'eſt un fondant lent, mais
» efficace, qui conſerve le ſang dans ſa
» fluidité, & l'empêche de ſéjourner, de
» croupir & de former des engorgemens. Il
» conſerve les Dames en bonne ſanté, &
» les préſerve des pâles-couleurs. Il défend
» la bile contre l'aigreur qui la corrompt;
» ce qui le rend propre à prévenir & guérir
» les cours de ventre. Enfin le Caffé eſt
» regardé généralement comme une boiſſon

» des plus agréables & des plus ſalutaires. »

D'après ce détail on peut conclure que l'uſage du Caffé en boiſſon préparée méthodiquement ſera toujours à l'abri de tous reproches, pourvu que le diſcernement & la prudence en dirigent conſtamment l'application.

ARTICLE XII.

Avantages attachés à la préparation méthodique du Caffé.

AUTANT la boiſſon du Caffé trop brûlé eſt rebutante par ſon amertume, & ſe fait redouter par les dérangemens divers qui réſultent de ſon uſage, autant au contraire celle dont le Caffé a été brûlé comme il convient, ſera agréable au goût, & fera les délices de quiconque aura ſoin de la préparer ſuivant les principes que nous avons indiqués.

Nous avons fait remarquer que les mauvais effets que produit communément le Caffé, ſont preſque toujours la ſuite de la de la torréfaction trop violente que l'on a fait subir à ce fruit.

Les détails que divers Auteurs ont publiés sur les vertus du Caffé, sont diamétralement opposés. Les uns y établissent l'usage de cette boisson comme très-salutaire, les autres, au contraire, le proscrivent comme très-nuisible, sur quoi je pense que les uns & les autres pouvoient être fondés en raison, eu égard à la différence de tempéramens des personnes qui en faisoient usage ; car pour peu qu'on veuille donner quelque attention à cette bizarrerie d'opinions, il sera aisé d'appercevoir, 1°. que parmi les personnes à qui cette boisson a fait éprouver des effets opposés, celles qui s'en sont bien trouvées, étoient sans doute de tempéramens froids ou pituiteux, dont les humeurs grossières & visqueuses circuloient avec lenteur, & avoient besoin du secours d'un agent qui pût les exciter & leur procurer l'activité qui leur manquoit. Ainsi la boisson du Caffé brûlé sans mesure, & par cette raison, incendiaire & très-irritante, se trouvoit très-propre à changer en activité, la lenteur du mouvement qu'elles éprouvoient. Ce Caffé, en effet, imprégné d'empyreume & d'alkalefcence, réunifſoit des caracteres capables de répandre l'irritation dans toutes les parties du corps, & par conféquent de rappeller la vertu du reſſort dans les folides, & le mouvement dans la circulation des fluides.

2°. Que celles qui n'en ont reſſenti que des accidens, étoient vraiſemblablement de tempéramens vifs, irritables & dont les liqueurs fe trouvoient, au contraire, déjà mues avec rapidité.

ARTICLE XIII.

Infufion du Caffé torréfié.

Le Caffé étant torréfié au dégré preſcrit, il faut, avant de le moudre, le laiſſer refroidir; autrement, conſervant encore un peu de la chaleur que lui a communiquée la torréfaction, la ſubſtance dure, devenue pâteuſe pas l'action du feu, embarraſſeroit les cannelures de la noix du moulin, & ne pafferoit pas.

Pour ajouter à la bonté de fon infufion & lui communiquer une plus grande quantité des principes qu'il contient, il fera néceffaire de faire paffer une feconde fois, par le moulin, ce Caffé déjà moulu, pour le réduire en une poudre un peu plus divifée que celle qu'il a donnée la première fois. Pour que le moulin foit difpofé à augmenter la ténuité de cette poudre, il fuffira de paffer une broche affez mince dans l'anneau de la vis, qui, par deffous le moulin, fert à preffer l'écrou contre la noix, & de le refferrer un peu; obfervant, lorfque cette poudre fera paffée pour la feconde fois, de remettre la vis au même pas où elle étoit auparavant. Le moulin fe trouvera, par cette attention, tout difpofé à moudre d'autre Caffé. La fineffe de cette poudre, ainfi augmentée, préfentera des furfaces beaucoup plus multipliées à l'eau, elle en fera même plus efficacement pénétrée, & lui communiquera plus abondamment fes principes. On conçoit affez que cette poudre, ainſi diviſée, ſera bien mieux diſpoſée à recevoir l'infuſion, qui pourra ſe faire commodément dans un vaiſſeau de forme priſe ſur celle d'une chocolatiere, compoſée ſoit de terre verniſſée, ſoit de fer-blanc battu & poli, & munie d'un couvercle troué à ſon centre, de maniere à pouvoir y introduire le bâton d'un mouſſoir, ou bâton à chocolat; ayant ſoin que le fond de cette chocolatiere, que déſormais nous appellerons caffetiere, ſoit uni en dedans & ne forme ni ſaillie, ni boſſe; autrement une partie de la matiere contenue pourroit échapper à l'action du mouſſoir. Dans le cas où l'on préféreroit les vaiſſeaux de fer-blanc pour cette infuſion, ce métal, étant ſujet à ſe boſſuer, on en pourra prévenir l'inconvénient, en faiſant pratiquer un double fond à cette caffetiere.

Les proportions que l'eau doit avoir avec le Caffé qui doit ſubir l'infuſion, ſont deux livres d'eau pour deux onces & demie de ce fruit, ou une pinte d'eau, meſure de Paris pour la même quantité de Caffé.

Le Caffé étant torréfié & réduit en poudre fixe, on pourra le jetter dans l'eau bien bouillante, retirer auffi-tôt du feu la caffetiere, & la laiffer pendant deux heures au moins fur les cendres chaudres, exactement fermée par fon couvercle, pour que le Caffé s'y mitonne doucement, y infufe, & par ce moyen, donne le tems à l'eau de le mieux pénétrer. Mais comme cette poudre, pendant l'infufion, n'eft point agitée par le bouillonnement de l'eau, qui autrement donneroit occafion aux principes volatils de s'échapper, elle fe précipite infenfiblement, & par fon dépôt, forme une efpece de maffif, que l'eau ne peut plus qu'effleurer, ne le touchant qu'à fa fuperfrcie; il eft évident que la poudre de Caffé dans cet état de repos, ne pourroit que foiblement communiquer fes principes à l'eau; ce qui prouve la néceffité de la mettre en mouvement en agitant ce maffif. Le mouffoir ou bâton à chocolat eft le moyen le plus propre à produire cet effet, & conféquemment à donner à l'eau la facilité d'en pénétrer toute la fubftance.

On aura donc recours au mouſſoir dont on paſſera le manche par le trou du couvercle de la caffetiere, ce qui n'empêchera pas qu'elle ne demeure fermée par ce même couvercle; puis ayant plongé ce bâton Dans la caffetiere, on le fera tourner rapidement entre les mains en ſens contraire. dans l'eſpace de deux heures on réitéra cette opération de quart en quart d'heure. Ce tems étant écoulé, on éloignera abſolument du feu la caffetiere, on en laiſſera repoſer le Caffé pendant un bon quart d'heure, au bout duquel on pourra paſſer la liqueur, en faire uſage; ou ſi l'on veut la conſerver juſqu'au lendemain, on la mettra dans des bouteilles qu'on aura ſoin de bien boucher; on évitera par ce moyen la diſſipation de ſes principes volatils; & lorſqu'on l'aura retirée des bouteilles, on la mettra de nouveau dans la caffetiere bien fermée de ſon couvercle, on l'expoſera au feu ou au bain-marie, pour lui donner le degré de chaleur qu'elle doit avoir pour la boire.

N. B. Moins on mettra d'intervalle entre

la torréfaction & l'infusion du Caffé, plus aussi il sera agréable à prendre.

Par cette méthode de faire infuser le Caffé, les principes de ce fruit que l'ébullition auroit dissipés, n'ayant point essuyé la violente action du feu, & s'étant, par cette raison conservés, seront un surcroit de vertu que l'infusion, suffisamment soutenue, pourra communiquer de plus à l'eau. D'ailleurs le Caffé ayant reçu par l'action du moulin, ainsi qu'il a été recommandé, un degré de pulvérisation au-dessus de celui que donne communément cette machine, les principes en sont plus disposés à se déveloper; car se présentant plus multipliés à l'action de l'eau, ils se laissent plus aisément pénétrer & se communiquent plus abondamment à ce menstrue.

Cependant comme cette poudre, eu égard à la dureté de sa substance, n'a pas été entierement épuisée de ses principes par cette infusion, parce que le dégré de chaleur qu'elle y a éprouvé, ne l'a point assez agitée pour que l'eau pût en faire completement l'extrait, une ſeconde infuſion un peu plus continuée pourroit encore être utile & recueillir de ces principes ce qui auroit échappé à la première. Pour cet effet, il conviendroit de remettre la même poudre dans le tambour, ſur un feu léger & de ne l'y tourner que le tems néceſſaire pour la deſſecher parfaitement, & toute chaude qu'elle ſera, la jetter promptement dans la caffetiere où l'on aura eu ſoin de tenir l'eau bien bouillante. On prendra, pour cette derniere infuſion, les mêmes précautions, que celles que l'on a recommandé de prendre pour la précédente; mais on la prolongera d'une heure de plus, obſervant, comme il a été dit, d'agiter la poudre par le moyen du mouſſoir à chaque demi-quart d'heure. Cette ſeconde infuſion, ainſi traitée avec méthode, pourra au moins ſe trouver encore paſſable.

Le Caffé n'ayant été torréfié qu'au degré propre à le rendre pénétrable à l'eau, ſera toujours moins amer, mais plus agréable, & ſurtout beaucoup plus ſalutaire que celui dont la torréfaction n'aura été dirigée par aucuns principes ; il ſera moins amer, en ce qu'il aura conſervé en grande partie ſon mucilage ; plus agréable, parce que ſes principes volatils auront à peine reçu quelque altération, & n'auront ſouffert qu'une diſſipation inſenſible ; beaucoup plus ſalutaire, car n'ayant pas contracté le moindre degré d'empyreume, il ne doit rien avoir d'incendiaire, ni ſe trouver taché du défaut de cauſer l'inſomnie, inconvénient que juſqu'ici l'on n'a ceſſé de lui reprocher ; de nuire aux perſonnes maigres, de tempérament vif, de complexion délicate, & dont le genre nerveux eſt naturellement irritable ; d'épuiſer les forces, & même, à ce que l'on a dit, de rendre impuiſſant ; (mais quoiqu'il en ſoit, ſi il méritoit d'être accuſé de ce pernicieux défaut, on ne pourroit l'attribuer tout au plus qu'à l'uſage abuſif de cette boiſſon mal préparée), comme l'ont remarqué *Willis* & d'autres Médecins, parmi leſquels pluſieurs rapportent, pour preuve de cet effet, le témoignage d'une *Reine de Perſe*, qui aſſure que le Caffé éteint les feux de l'amour, comme je l'ait fait remarquer ci-devant. Mais cette accusation pourroit encore porter sur l'usage indiscret qu'en font des personnes à qui cette boisson devroit être interdite à raison de leurs tempéramens peu propres à supporter les effets incendiaires de cette liqueur, & conséquemment de l'application mal entendue qui n'est que trop commune.

Quant à l'infusion du Caffé des Isles, le procédé doit en tout être le même que celui qui se trouve indiqué pour celle du Caffé de Moka. Le Caffé des Isles est beaucoup plus aqueux, moins pourvu de principes volatils, que celui de Moka. L'on peut donc conclure qu'il doit être, par cette raison, moins précieux, beaucoup moins cher, mais qu'il a au moins le mérite de se trouver le partage de gens moins aisés.

Il est bien constaté que de toutes les especes de Caffé que l'on emploie en Europe, celui qui nous vient de Moka, est le plus riche en principes volatils, le plus agréable à l'odorat & au goût; c'est aussi celui auquel généralement l'on a donné jusqu'à aujourd'hui, & l'on donnera vraisemblablement toujours la préférence.

ARTICLE XIV.

Usage de l'infusion du Caffé torréfié.

Le tems le plus propre à prendre l'infusion du Caffé à l'eau, & torréfié, est sans doute celui où finit le dîner, parce que cette boisson se mêlant alors avec les alimens, se confond ensuite avec le chile, celui-ci enveloppant les principes du Caffé en tempere l'activité & défend le genre nerveux contre l'irritation qu'ils pourroient causer s'ils n'étoient masqués par la substance du chile. Cette boisson ainsi mêlée avec les alimens, en favorise merveilleusement la digestion; elle a de plus le précieux avantage d'abaisser les vapeurs du vin, & de laisser dans la bouche un parfum qui fait oublier le goût des viandes, &c.

Un des moyens propres à rendre utile cette boisson, est de la prendre autant chaude qu'il est possible de la supporter, parce qu'étant refroidie ſes principes volatils peuvent avoir ſouffert quelque diſſipation. D'ailleurs toute eſpece de boiſſon froide, excepté les liqueurs ſpiritueuſes, peut plus ou moins déranger la digeſtion.

Le déjeuner favori des Dames eſt communément le Caffé au lait & plus ſouvent encore à la Crême. Ces deux manieres de prendre le Caffé du matin, ont leur utilité & leurs inconvériens ; on en éprouvera toujours des effets favorables dans tous les cas où le ſang & les humeurs ne feront aucunement altérés d'épaiſſiſſement & jouiront de leur fluidité naturelle. Elles ſont propres à fournir une nouriture douce, à prévenir l'acrimonie, à envelopper les principes actifs de cette boiſſon, & à protéger l'eſtomach & toutes les parties qui peuvent avoir rapport avec ce viſcere, contre l'irritation.

Il réſulte de cet apperçu, que le Caffé, ſoit au lait, ſoit à la crême, ſera toujours contraire aux pituiteux, aux perſonnes ſujettes aux glaires ; qu'il peut produire un chyle crud & groſſier, & laiſſer dans les entrailles une ſorte de ſaburre capable de cauſer de grands déſordres dans l'économie animale.

Un des effets pernicieux que l'on reproche au Caffé à la crême, c'eſt qu'alterant puiſſamment la lymphe, il donne naiſſance aux flueurs blanches, & qu'il augmente conſidérablement cette évacuation aux perſonnes qui en ſont habituellement incommodées. S'il y a des femmes aſſez bien conſtituées pour ne pas ſe trouver expoſées à cette incommodité, on voit cependant quelque fois leurs filles y être ſujettes dès l'âge le plus tendre.

Mais comme ces inconvéniens ſont une ſuite ordinaire de la difficulté qu'éprouve l'eſtomach à digérer le mélange formé par l'union de la partie butyreuſe du lait avec l'huile eſſentielle du Caffé, & qu'il en réſulte néceſſairement une digeſtion glaireuſe, on va connoître qu'il eſt aiſé de détruire l'obſtacle que ce mélange apporte ſouvent à la digeſtion.

Le moyen de prévenir cet inconvénient, eſt en même tems agréable & facile à pratiquer ;

tiquer; son effet est de corriger le Caffé au lait & de le rendre plus propre à se mêler à nos humeurs sans fatiguer l'estomach. Il consiste à faire dissoudre le sucre dans une demi-cueillerée d'eau de vie avant de verser le Caffé. Cette précaution est fondée en principe, en ce que la liqueur spiritueuse que l'on ajoute, étant le dissolvant des huiles essentielles, devient, par cette raison, l'intermede propre à favoriser l'union de l'huile essentielle du Caffé, avec la partie butyreuse du lait difficile à se laisser vaincre par les sucs digestifs, & capable de causer des pesanteurs d'estomach, sur-tout aux tempéramens pituiteux & bilieux. Voilà pourquoi l'addition de l'eau-de-vie rend ce mélange beaucoup moins pesant sur l'estomach, & plus miscible à nos humeurs. D'ailleurs l'expérience prouve la bonté de cette théorie, puisque les personnes qui font usage de ce moyen, s'en trouvent bien, & n'éprouvent plus les inconvéniens auxquels l'usage du Caffé au lait les exposoit auparavant.

A l'égard des personnes dont le sang est

ſubtil, le tempérament vif, & le genre nerveux très-irritable, à qui conſéquemment le Caffé à l'eau ſur-tout préparé ſans méthode, eſt nuiſible, il importe à leur ſanté qu'elles aient le courage de renoncer à l'uſage de cette boiſſon. Mais ſi malgré cette importante conſidération elles ne peuvent ſe déterminer à en faire le ſacrifice, alors l'addition du lait au Caffé, loin de leur être contraire, leur devient utile & même néceſſaire comme propre à adoucir & tempérer les effets du Caffé, qui ſans le ſecours du lait, parcourant les routes de la circulation, porteroient par-tout l'irritation & le déſordre. Il ſera même très-utile en pareil cas, que le Caffé préparé pour ces tempéramens vifs, ſoit fait de maniere, que la quantité du lait ſurpaſſe toujours celle du Caffé.

ARTICLE XV.

Décoction du Caffé crud.

LA maniere de préparer la décoction du Caffé crud consiste à faire bouillir un gros de ce fruit pilé bien fin, dans une livre ou chopine d'eau, pendant un quart d'heure, pour en tirer la teinture, & à laisser ensuite reposer la liqueur hors du feu pendant un autre quart d'heure. On la laisse sur le marc; & lorsqu'on veut en faire usage, on la verse encore chaude, pour la boire à jeun par tassées avec du sucre, de demie en demi-heure; on peut en boire par jour trois ou quatre au moins. Il faut tous les jours faire une décoction nouvelle.

Le Caffé au sortir des mains de la nature ne contient que des principes salutaires; il est recommandé en décoction comme spécifique dans les affections catarrhales, qu'il guérit souvent par les sueurs, plus souvent encore par la résolution, & sur-tout par l'expectoration qu'il provoque & qu'il rend beaucoup facile.

Ce fruit est encore regardé par plusieurs Auteurs, comme propre à prévenir & même à guérir les infirmités causées par l'épaississement de la lymphe; mais l'expérience m'a fait remarquer combien il est encore utile dans celles qui procedent de l'épaississement du sang même; en effet, la décoction du Caffé non brûlé provoque & même rétablit les évacuations périodiques du beau sexe, lorsqu'elles se trouvent dérangées.

OBSERVATIONS

Sur les effets de la décoction du Caffé crud.

PREMIERE OBSERVATION.

MARIE-JEANNE MÉGRAN, âgée environ de dix-neuf ans, fille d'un valet-de-chambre de M. le Duc de Rohan, le 10 Juin 1785 me consulta : cette jeune personne de tempérament sanguin, replete & robuste, fut réglée à l'âge de quinze ans ; cette évacuation qui avoit continué à ſe faire avec abondance juſqu'à ce qu'elle en eût atteint dix-neuf, ſe diminua de moitié à cette époque. Ce dérangement étoit accompagné d'un mal continuel d'eſtomach, de maux de tête, & d'une diſpoſition irréſiſtible à l'aſſoupiſſement, ayant avec cela le pouls fort gêné. Elle étoit depuis ſix mois dans cet état, lorſque je fus conſulté ; après avoir attentivement examiné l'état de cette jeune perſonne, il me parut qu'à raiſon du rallentiſſement de circulation, ſon ſang avoit contracté un dégré d'épaiſſiſſement, auquel ſans doute, on devoit attribuer la cauſe des divers accidents qu'elle éprouvoit depuis ſix mois ; outre les maux d'eſtomach qu'elle reſſentoit, ſon viſage haut en couleur annonçoit que ſon ſang ſe portoit principalement à la tête, & y cauſoit les douleurs vives dont elle ſe trouvoit accablée ; ſon pouls étoit plein, mais peu animé.

Cette jeune perſonne miſe à l'uſage de la décoction de Caffé crud, en buvoit conſtamment une chopine à jeun, quantité que le plus ſouvent elle outre-paſſoit, prenant toujours cette boiſſon avec du ſucre; à peine huit jours s'étoient écoulés depuis qu'elle en faiſoit uſage, que ſes maux de tête & d'eſtomach furent entiérement diſſipés. L'aſſoupiſſement diſparut, même ſans faire tort au ſommeil dont elle jouiſſoit étant en bonne ſanté. Au bout de trois ſemaines elle fut agréablement ſurpriſe par le retour de ſes régles, qui ſe rétablirent & continuerent à couler avec l'abondance qu'elles ſe montroient ſix mois auparavant. Le mois ſuivant cette évacuation s'eſt trouvé auſſi copieuſe qu'elle l'avoit été au précédent. Depuis ce temps elle jouit de la meilleure ſanté.

Deuxieme Observation.

Le Sieur Chabouillé, âgé de cinquante-quatre ans, Secrétaire de M. de M.***, Conſeiller d'Etat, depuis trois ans ſe trouvoit attaqué de douleurs de goutte aſſez aigues aux pouces des deux pieds, avec rougeur & enflure, leſquelles ceſſant dans ces parties, remontoient ſoit aux genoux, ſoit à la poitrine, ſoit aux mains, & revenoient alternativement à l'un de ces foyers, laiſſant cependant au malade la liberté d'aller & de venir; ces douleurs communément l'incommodoient beaucoup, ſur-tout lorſqu'elles ſe portoient ſur la poitrine, ce qui arrivoit très-fréquemment.

M. Chabouillé ayant bien voulu me donner ſa confiance pour Madame ſon épouſe, qui pour lors étoit incommodée, crut devoir me conſulter ſur les moyens propres à rendre plus ſupportables les effets du triſte état dans lequel il ſe trouvoit; lorſqu'il m'en eut détaillé les circonſtances, je lui conſeillai d'avoir recours à la décoction du Caffé crud. Le 8 Janvier 1787, il ſe mit à l'uſage de cette boiſſon, dont il prit & a continué de prendre trois grandes taſſes tous les jours à jeun; trois ſemaines après, deſirant de me faire connoître combien il étoit ſatisfait des ſecours qu'il en avoit reçus, il m'annonça que les douleurs qu'il reſſentoit auparavant, étoient conſidérablement diminuées; que même sa main droite attaquée de tremblement, se trouvoit affermie au point de lui permettre d'écrire avec liberté. Qu'enfin depuis le 8 Janvier 1787, jusqu'au sept Février suivant, jour auquel il me fit part du soulagement qu'il avoit retiré de ce moyen doux & commode, les douleurs de poitrine, qui l'affectoient le plus, n'ont été depuis que très-passageres & si médiocres, qu'il n'en ressent plus, soit aux pieds, soit aux genoux, soit aux mains, que de très-légeres & de loin en loin. Il est à remarquer qu'aux premieres prises de cette boisson, l'expectoration laborieuse & rare qu'éprouvoit le malade s'est établie aussi-tôt & avec facilité, & que l'écoulement des urines est devenu bien plus abondant & leur ardeur fort tempérée.

« Un secours aussi précieux & aussi prompt, » dit M. Chabouillé, ne peut & ne doit que » perpétuer sa confiance & sa reconnoissance » pour un remede dont il a retiré tant » d'utilité ».

TROISIEME OBSERVATION.

Madame Silveſtre, âgée de 64 ans, veuve de M. Silveſtre, Chef de cuiſine de M. le Marquis de Mondragon, ſe trouvoit, depuis environ dix mois, attaquée d'un catarrhe ſur la poitrine; les quintes fréquentes qui l'accompagnoient, n'étoient ſuivies que d'expectorations rares & très-pénibles, ôtant preſqu'entiérement à la malade la liberté de cracher & de moucher; mais ce qu'elle éprouvoit de plus cruel, c'eſt que ces accidents l'empêchoient de repoſer lorſqu'elle étoit couchée, & l'obligeoient à ſe tenir aſſiſe tant qu'elle gardoit le lit; ce qui communément portoit un préjudice notable au ſommeil dont elle ſe ſentoit accablée. Elle reſſentoit en outre des maux habituels d'eſtomach, qui, lui ôtant l'appétit, avoient, par cette raiſon, diminué ſenſiblement ſes forces, affoibli ſa voix & répandu une mauvaiſe couleur ſur toute l'habitude de ſon corps.

Après avoir fait uſage de différents remedes dont elle n'avoit retiré aucun ſoulagement, elle ſe détermina à me conſulter ſur les divers accidents ci-deſſus rapportés. Lorſque j'en eus pris connoiſſance, remarquant que la ſiévre & l'inflammation n'y avoient aucune part, je l'invitai à prendre tous les jours à jeun une chopine de la décoction du Caffé crud préparée de la même maniere que je l'indique dans les obſervations précédentes.

Le 22 Janvier 1787, cette Dame ſe mit à l'uſage de cette boiſſon ; elle en buvoit trois grandes taſſes avec du ſucre, de demie en demi-heure ; le 14 Février ſuivant, elle m'aſſura qu'elle ſe trouvoit beaucoup mieux, & que même elle ſe regardoit comme preſque guérie ; en un mot, elle ajouta qu'elle étoit debarraſſée de ſes maux d'eſtomac ; qu'elle avoit recouvré ſon appétit ordinaire, qu'elle commençoit à goûter les douceurs & les effets d'un ſommeil tranquille & ſuivi, qu'elle s'appercevoit d'un retour ſenſible de ſes forces; qu'elle avoit repris ſon teint & ſes couleurs naturelles; que ſa voix devenoit plus nette & plus ſonore ; que l'expectoration s'étoit enfin rétablie & qu'elle mouchoit avec facilité.

QUATRIEME OBSERVATION.

Mademoiſelle Marie-Françoiſe Silveſtre, fille de la Dame Silveſtre, qui fait le ſujet de l'Obſervation précédente, âgée de vingt-quatre ans, demeurant rue des Marmouſets, chez la Lingere, proche Notre-Dame, de tempérament bilieux ſanguin ; ſe trouvoit depuis trois ans attaquée de ſurdité des deux oreilles, d'une dartre cruſtacée qui occupant les deux tempes, s'étendoit juſqu'aux deux bords de la machoire inférieure, s'avançant juſques ſur les joues & recouvrant les aîles des deux oreilles, & même une partie du cuir chevelu.

Ne pouvant plus ſupporter le déſagrément & le chagrin continuel dont elle diſoit avoir l'eſprit & le corps rongés, elle ſe détermina à me conſulter.

Après avoir mûrement examiné les divers accidents dont cette jeune perſonne venoit de me faire le récit, & qu'elle éprouvoit depuis un temps auſſi long, elle me pria très-inſtamment de lui donner les ſecours les plus prompts & les plus propres à la tirer du triſte état où elle ſe trouvoit, ajoutant que ce ſeroit lui rendre la vie, puiſque celle qu'elle traînoit étoit un tourment continuel qui tous les jours la faiſoit mourir en détail.

Cette dartre étoit accompagnée d'un goêtre ou tumeur indolente de groſſeur & ſaillie conſidérable.

Cette Demoiſelle étoit d'ailleurs bien réglée & jouiſſoit d'une aſſez bonne ſanté.

Le 13 Janvier 1787, je crus devoir lui preſcrire un gros de pilules fondantes, compoſées d'hydrargyre révivifié du cinnabre, de crême de tartre, de diagréde & de jalap; ce gros fut diviſé en huit pilules; la malade en prenoit une tous les jours à jeun, & buvoit une heure après un verre de petit lait clarifié, & un peu plus que tiede, & au bout d'une autre heure un ſecond verre.

On lui appliqua en même temps un amplâtre veſſicatoire derriere chaque oreille, lequel tiroit beaucoup d'humeurs ; il fut continué, ainſi que les pilules, pendant environ un mois, c'eſt-à-dire, excepté le temps pendant lequel couloient les régles. Son ſouper fut reſtreint à un potage au lait, précédé de quatre grains de rhubarbe en poudre qu'elle avalloit auparavant.

Ses regles ayant achevé leur révolution, cette jeune perſonne fut remiſe à l'uſage des pilules, & les veſſicatoires furent réitérés pendant le même eſpace de temps & avec les précautions ci-deſſus recommandées.

Au commencement du mois de Mars ſuivant ſon viſage fut expoſé deux fois par jour, ſçavoir le matin à jeun & à quatre heures après dîner à la vapeur de l'eau preſque bouillante pendant environ une bonne heure; ce bain a été continué pendant tout ce mois.

Le mois de Mai a été en partie employé à l'uſage de l'infuſion du creſſon d'eau & de cochlearia écraſés & infuſés ſimplement dans l'eau chaude.

La dartre au commencement de ce mois de Mai s'eſt trouvée parfaitement guérie.

Comme le goêtre, au 27 de ce mois n'avoit rien perdu de ſon volume & que cette tumeur n'offroit aucun ſigne, ſoit d'acrimonie, ſoit d'inflammation, je mis, ce 27 même, la malade à l'uſage de la decoction du Caffé crud, préparé & adminiſtré comme il eſt indiqué dans les obſervations précédentes. Et huit jours après qu'elle a commencé à prendre cette boiſſon, on s'eſt apperçu que ce goêtre étoit déjà diminué d'un tiers. Cette diminution me paroiſſant ne devoir être attribuée qu'au Caffé, j'ai engagé cette Demoiſelle à continuer l'uſage de cette boiſſon.

Lui ayant demandé ſi elle éprouvoit quelque changement aux approches du retour de ſes regles, elle m'apprit que ſon ſang ſe portoit alors plus abondamment à la tête, donnoit occaſion à des crachements de ſang & augmentoit ſenſiblement la ſurdité dont depuis trois ans elle ſe trouvoit attaquée. Inſtruis de ce nouvel accident, le 28 Juin je la fis ſaigner du pied, & trois jours après elle me dit que depuis cette ſaignée elle avoit l'ouïe un peu moins dure. Le bon effet qu'avoit produit cette ſaigné, me porta à la faire réitérer le 8 Juillet ſuivant.

Huit jours après cette ſeconde ſaignée je fus agréablement ſurpris lorſque j'apperçus que le goêtre étoit preſque entierement réſout. A l'égard de la ſurdité, j'étois bien curieux d'apprendre ſi elle avoit encore reçu quelques degrés de diminution; dans les différentes queſtions que je fis à la malade, j'eus toujours ſoin de lui parler ſans trop hauſſer la voix, elle me répondit juſte à toutes les queſtions que je lui faiſois. Ce changement heureux me fait eſpérer que ſous peu de temps cette malade pourra recouvrer enfin une ſanté depuis trois ans délabrée par une dartre qui lui rendoit la figure hideuſe, par un goêtre qui pouvoit s'étendre & peut-être ſe trouver un jour ſuivi de quelque accident fâcheux, & enfin par une ſurdité accidentelle qui la privant du commerce qu'elle auroit pu avoir avec ſes connoiſſances, luy enlevoit un des plaiſirs qui pouvoient le plus la flatter, & qui, au contraire, la rendoit à charge à la société & à elle-même.

Pour prévenir les récidives d'un état si cruel & cimenter l'heureux retour de sa santé, j'ai conseillé à cette jeune personne de continuer pendant quelque temps, l'usage des fondants à petite dose & celui du Caffé, qu'elle pourra de temps en temps interrompre pendant cinq ou six jours pour le reprendre ensuite.

CINQUIEME OBSERVATION.

Madame la Comtesse d'Ariosti, âgée de soixante-onze ans, veuve de M. le Comte d'Ariosti, Capitaine au régiment de Monty Infanterie, étoit, depuis dix ans, attaquée d'une goutte vague, dont le foyer principal occupoit communément les parties inférieures, & changeant de foyer, se portoit alternativement, tantôt d'un pied sur l'autre, tantôt sur la poitrine, où donnant occasion à des accès d'asthme convulsifs, lui ôtoit non-seulement la faculté de respirer & d'expectorer, mais

mais encore celle de dormir ſur le dos, ſituation qui lui faiſoit éprouver des étouffements dont la violence lui paroiſſoit être le prélude d'une mort prochaine, & par ſurcroît, à peine pouvoit-elle réſiſter à l'inſomnie continuelle dont elle ſe trouvoit travaillée. Tantôt à la tête, où ſe jettant ſur les nerfs de ce viſcere, donnoit naiſſance au tremblement & ôtoit à cette Dame la liberté d'écrire & d'exécuter à ſon gré les différents mouvements dont, ſuivant les circonſtances & le beſoin, il pouvoit lui être utile de faire uſage. Tantôt ſur l'eſtomach où elle reſſentoit des douleurs continuelles.

L'occaſion m'ayant fait rencontrer avec cette Dame chez une malade de ſa connoiſſance, elle me pria de lui donner un quart d'heure d'audience lorſque j'aurois rempli auprès de ma malade l'objet qui m'y avoit appellé. Alors Madame d'Arioſti me fit le détail des accidents qui depuis long-temps la tourmentoient & lui faiſoient encore reſſentir de temps en temps leur violence. Après avoir pris connoiſſance de ces différents accidents, je lui fis le récit des propriétés de la décoction du Caffé crud réduit en poudre, & des effets salutaires qu'opéroit de jour en jour l'usage de cette décoction dans nombre de maladies du même genre que celle dont je venois d'entendre le récit. Madame la Comtesse frappée des effets salutaires dont je venois de lui faire le détail, prit aussi-tôt confiance pour cette boisson.

Le 24 de Mai 1787, je mis d'abord Madame à l'usage des délayants qu'elle a continués pendant trois jours, pour la préparer à la purgation ; ensuite je lui ai fait prendre un minoratif; & le lendemain même de cette médecine, elle a été mise à l'usage de la décoction du Caffé crud, dont elle a continué de prendre à jeun deux tasses à demi-heure de distance l'une de l'autre avec du sucre, & une troisieme par-dessus son dîner.

Le 27 Juillet 1787, cette Dame m'apprit que sa santé commençoit à prendre un tour assez satisfaisant, que son sommeil se trouvoit déjà plus tranquille & moins interrompu ; que la cessation des étouffements avoit écarté

& prévenu les inconvénients qui communément en sont les suites; qu'elle ne ressentoit plus les maux habituels d'estomach qui en dérangeoient notablement les fonctions, & que l'usage de la boisson du Caffé crud venoit de lui rendre l'appétit que depuis long-temps elle avoit perdu; & qu'enfin lorsqu'il lui arrivoit d'éprouver encore quelques ressentiments de goutte, ils étoient très-modérés & plus rares. Ce changement, dit-elle, lui fait goûter de nouveau les agrémens d'une vie nouvelle & tranquille.

Sixieme Observation.

Jeanne Baloux, âgée de trente-sept ans, de tempéramment fort sanguin, depuis l'âge de douze ans, se trouvoit attaquée d'une goutte des plus cruelles qui s'établit d'abord sur les parties inférieures, & principalement à la plante des pieds dont la peau s'entrouvoit & formoit des crevasses accompagnées d'inflammations, longues, assez larges & profondes à pouvoir y loger le doigt dans toute sa longueur. Ces sortes de rhagades auxquelles ſe joignoient des mouvements convulſifs des muſcles de toutes les parties où ſe portoient ceſte goutte, ſe ſont bientôt ulcérées, & au rapport de cette malade, lui faiſoient éprouver des douleurs inexprimables.

L'enflure & l'inflammation du gros doigt de chaque pied, les nodoſités même que l'on remarquoit aux articulations des phalanges des autres doigts, annoncoient clairement que la goutte en faiſoit le vrai caractere.

Lorſque cette humeur attaquoit l'eſtomach, elle y jettoit auſſitôt le trouble & le déſordre dans toutes ſes fonctions. Quand elle ſe jettoit ſur les mains, la douleur, l'enflure & l'inflammation en étoient bientôt les effets & ôtoient entiérement à ces parties, à la verité pour un temps, mais toujours trop long, la faculté de ſe mouvoir. Mais lorſqu'elle s'étoit portée malheureuſement aux parties ſupérieures, la malade ſe trouvoit expoſée à ſouffrir les maux de tête les plus violents, capables de la jetter dans le déſeſpoir & de lui faire perdre entierement la raiſon.

Jeanne Baloux desirant arrêter le progrès des maux qui l'avoient si cruellement tourmentée & la tourmentoient encore quoique beaucoup moins fréquemment, me fit part de ses inquiétudes.

Instruis par l'expérience & par l'autorité, que l'usage de la décoction du Caffé crud avoit souvent produit de très-salutaires effets dans différentes sortes de goutte ; persuadé qu'elle pourroit tirer beaucoup d'utilité de ce remede, je lui ai conseillé de prendre cette boisson.

Le 27 Juin 1787, elle a commencé à en faire usage de la maniere indiquée dans ces observations.

Le 7 Juillet suivant, elle est convenue qu'elle n'éprouvoit plus d'aussi fréquents accès ; que d'ailleurs la violence en étoit très-moderée. Qu'elle commençoit à dormir d'un profond sommeil & à faire toutes ses fonctions avec beaucoup plus de liberté.

Le 8 Août elle m'a annoncé que, depuis qu'elle faisoit usage de la décoction du Caffé crud, elle se trouvoit entiérement delivrée des douleurs cruelles qu'elle ressentoit aux pieds ; & qu'elle n'éprouvoit plus que de temps en temps, tantôt aux bras & tantôt aux épaules, des douleurs vagues, mais très-légeres & de peu de durée. Elle convient aussi que son estomach qui, avant qu'elle fit usage du Caffé non brûlé, se trouvoit souvent dérangé, fait beaucoup mieux & plus constamment ses fonctions, depuis qu'elle en prend la boisson, que même depuis ce temps elle a un très bon-appétit.

L'utilité soutenue qu'elle a retiré de ce remede simple & agréable à prendre, l'engage à en continuer l'usage, & comme elle n'en a éprouvé jusqu'ici aucun inconvenient, elle se promet bien de ne le pas quitter de sitôt.

Septieme Observation.

Le Sieur Seguin, demeurant rue St. Jacques, dans la maison de M. Estienne, Notaire, à côté de la rue des Noyers, âgé de soixante ans, & de tempérament très-pituiteux, se trouvoit depuis dix ans attaqué d'un catarrhe froid dont les accès étoient tels, que pendant qu'ils exerçoient leur violence, ce malade éprouvoit durant presque toutes les nuits des étouffements qui l'obligeoient à les passer presque entieres à se promener, sans pouvoir prendre de repos. Ce défaut de sommeil influoit notablement sur les fonctions des principaux visceres : en effet, celles de l'estomach se trouvoient tellement affoiblies qu'il en perdit l'appétit & pouvoit à peine digérer le peu d'aliments qu'il prenoit. Quant à celles du bas ventre, la constipation qui accompagnoit ces infirmités ajoutoit beaucoup au trouble qui s'étoit répandu dans toute l'économie animale.

Le Sieur Seguin, trop foible pour supporter plus long-temps les infirmités qui de jour en jour le jettoient dans un dépérissement sensible, cherchant à se procurer quelque moyen propre, soit à calmer ce désordre, soit à en arrêter le progrès, me fit part de ses inquiétudes & me pria de le tirer du triste état auquel il ne pouvoit plus résister. Après avoir mûrement réflechi sur les maux dont il m'avoit fait le détail, je m'apperçus que leur principe étoit un catarrhe froid, d'où je préſumai que la décoction du Caffé crud feroit le moyen le plus propre à combattre la cauſe de tous les maux qui déſoloient & accabloient cet homme qui paroiſſoit avoir perdu toute eſpérance.

D'après cet apperçu, le premier Juillet 1787, je mis ce malade à l'uſage de cette boiſſon; les ſept ou huit premiers jours elle ne parut pas avoir produit des effets bien ſatisfaiſants, ce qui eut l'air de diminuer la confiance que le malade avoit mis en ce remede; mais je lui fis entendre qu'il ne falloit pas pour cela en diſcontinuer l'uſage, & que ſous peu de jours il auroit lieu d'en être très ſatisfait. En effet, le 18 du même mois il vint m'annoncer que depuis huit jours les étouffements qu'il éprouvoit auparavant, ceſſoient de le tourmenter, & lui laiſſoient la liberté de reſpirer & d'expectorer avec facilité; & que pour ſurcroit de ſatisfaction, il commençoit à goûter les douceurs du ſommeil dont l'inſomnie cauſée par les douleurs de l'étouffement, le privoit depuis long-temps. Qu'il ne ressentoit plus les suites des digestions laborieuses que faisoit communément son estomach; qu'en un mot, l'usage continué de la la décoction du Caffé crud venoit de lui rendre l'appétit qu'il avoit perdu depuis nombre d'années.

Le 20 de ce mois de Juillet, il a été purgé avec deux gros de follicules de senné, un gros de sel de glauber, deux onces de manne, & demi-once de syrop de chicorée composée de rhubarbe.

Le 7 Août suivant il me vint rendre compte de l'état où il se trouvoit, & me dit qu'il continuoit à ressentir les effets salutaires qu'il a toujours retirés de la décoction du Caffé crud, & que, tant qu'il en éprouveroit du soulagement, il se gardera bien d'en cesser l'usage, à moins que je ne lui conseille de l'interrompre pour quelque temps.

HUITIEME OBSERVATION.

Madame de Bastide, épouse de M. de

Bastide, demeurant rue S. Hyacinthe, près de la place St. Michel, n°. 53, âgée de trente-six ans, ressentoit depuis quatre ans des douleurs à un sein, occasionnée par une petite tumeur ou glande engorgée en cette partie, qui vraisemblablement provenoit de quelque coup que la Dame pouvoit y avoir reçu, ou de quelque suite de couches.

Madame de Bastide, instruite des accidents fâcheux, qui communément sont la suite de ces sortes de tumeurs, sentant la nécessité de consulter les Gens de l'Art, me fit appeller & me pria d'examiner l'état où elle se trouvoit, & de lui donner mes soins : après avoir pris connoissance des accidents qui accompagnoient cette tumeur, j'appris que les moyens que l'on avoit employés pour corriger le vice qui parut en avoir été la cause, l'on en avoit obtenu des effets satisfaisans, qui malheureusement ne s'étoient pas soutenus, sans doute, eu égard au caractere rebelle de l'humeur viciée, qui, vraisemblablement entretenoit cette tumeur & s'opposoit à l'action des différens remedes que l'on employoit.

L'examen de cette glande me fit connoître qu'elle étoit du volume & de la forme d'une olive d'une moyenne grosseur, dont plusieurs racines variqueuses, écartées l'une de l'autre, ressembloit assez, par leur épaisseur, à des petits tuyaux de plumes.

Ayant plutôt l'irritation à combattre, que l'inflammation, je jugeai que l'indication la plus urgente étoit de lui opposer les délayans. Je fis donc d'abord prendre à cette Dame le petit lait clarifié pendant quelques jours, ensuite desquels je lui prescrivis un minoratif, & dès le lendemain elle fut mise à l'usage des fondans sous forme solide, dont elle prenoit tous les jours à jeun le poids de trois grains & un verre d'une infusion de verge d'or pardessus. Madame fit usage de ces remedes pendant environ un mois sans aucune interruption. Il se manifesta pour lors des signes de grossesse, ce qui fit cesser toute espece de remedes. Pendant trois mois que dura cette grossesse, le volume de la petite tumeur du sein, ne fut ni augmenté, ni diminué. A l'expiration environ des trois mois, cette Dame eut une fosse couche, au rétablissement de laquelle, je lui conseillai de prendre la décoction du Caffé crud, comme fondant, à la vérité lent, mais doux & très-utile ; ce fut le 12 Juin 1787 qu'elle commença à faire usage de cette boisson, de la maniere indiquée dans les observations précédentes. Quinze jours s'étoient à peine écoulés, que Madame de Bastide commença à ressentir les effets salutaires de cette boisson par un soulagement marqué, qui de jour en jour devint plus sensible ; cependant le retour de l'évacuation périodique rappella au sein de cette Dame les douleurs qu'elle y éprouvoit auparavant ; elle partoient du siége même de la glande engorgée. Mais outre qu'elles se trouverent bien modérées, elles furent de peu de durée. Aujourd'hui 3 Septembre 1787, Madame de Bastide, à l'abri de l'inquiétude que depuis long-temps lui donnoit cette glande, paroît vivre tranquille sur les accidens fâcheux qui communément en sont les suites. Elle continue à faire usage de la décoction du Caffé crud, dans la douce espérance de prévenir le retour de cette infirmité.

Neuvieme Observation.

Mademoiselle Michel-Elisabeth Parfond, sœur de M. Parfond, Secrétaire de M. le Marquis de Janson, le 16 Août 1785, me consulta : cette Demoiselle, âgée de 49 ans, & de tempérament fort sanguint, étoit, depuis deux, attaquée de maux de tête violens & continuels, d'étourdissements, & d'un embarras au cerveau si considérable, qu'à peine pouvoit-elle respirer. Un fois par mois il lui survenoit une fonte d'eau, accompagnée d'éternûmens des plus pénibles, & qui duroient pendant deux jours sans interruption ; un écoulement de larmes qui ne cessoit point, obscurcissoit tellement sa vue, qu'il lui ôtoit la faculté de voir assez pour se conduire. A ces accidens se joignoient des engourdissemens dans les membres, & des coliques très-violentes.

Instruits des accidens qui caractérisoient le

trifte état où fe trouvoit cette Demoifelle, je les regardai comme une fuite de la furabondance & de la confiftance épaiffe de fon fang; auxquelles caufes on doit, fans doute, rapporter auffi celle de la dilation exceffive des tuyaux dans lefquels il circuloit; & que ces caufes réunies pourroient bientôt être fuivies des plus funeftes fymptômes, fi l'on tardoit à y apporter les fecours néceffaires. Je me tournai du côté de celui que je crus propre à provoquer la fécrétion des urines ou celle de la tranfpiration, & à dégager par ce moyen, les vaiffeaux trop dilatés par le volume du fang dont ils étoient gorgés. Pour remplir cette indication, je n'ai pas héfité de prefcrire à cette Demoifelle l'ufage de la même décoction qu'avoit prife la jeune per fonne qui fait le fujet de l'obfervation précédente. L'analogie des accidens dans ces deux circonftances, & le fuccès heureux qu'avoit eu l'ufage de cette boiffon dans la premiere, m'autorifoient à la prefcrire dans la feconde.

Le 17 Août 1785, Mademoifelle Parfond fut mife à l'ufage de la décoction du Caffé crud, dont elle buvoit une pinte tous les jours; ſavoir, une chopine avant dîner, & autant dans l'après-midi, ſans diſtinction d'heure, la prenant toujours chaude, pour ne point déranger ſa digeſtion; elle en uſoit même à déjeuner.

Il n'y avoit encore que huit jours que cette Demoiſelle faiſoit uſage de cette boiſſon, qu'elle ſe trouva ſoulagée; qui plus eſt, avant la fin du même mois d'Août, tous les accidens, qui depuis deux ans la tenoient dans les ſouffrances & menaçoient ſa vie, diſparurent, & furent remplacés par l'heureuſe ſanté dont elle jouit actuellement.

Ce changement heureux redouble ſa confiance, & la porte d'autant plus volontiers à continuer l'uſage de cette boiſſon, qu'elle n'a rien de rebutant; qu'au contraire elle eſt aſſez agréable, ſurtout ſi l'on a ſoin de la renouveller tous les jours. D'ailleurs cette Demoiſelle eſpere, par le moyen de ce remede, prévenir les accidens fâcheux, qui ſouvent tiennent à l'âge critique. Je lui ai cependant conſeillé d'interrompre de temps en temps l'usage de cette boisson, qu'elle pourra reprendre dans tous les cas qui paroîtront l'exiger.

DIXIEME OBSERVATION.

Les heureux effets que j'ai vu résulter de l'usage de la décoction du Caffé crud dans les différentes occasions où je l'avois employée, me faisant espérer que je pourrois en tirer, pour ce qui me regarde personnellement, quelque profit dans une affection de poitrine, qui, depuis cinq ans, prenoit de jour en jour de l'accroissement; intéressé à prévenir les suites, qui souvent en sont fâcheuses, & assuré par l'expérience, des propriétés salutaires de cette boisson, je lui ai donné confiance & je m'y suis livré.

Je suis né en 1709, de tempérament très-pituiteux & attaqué depuis environ quarante ans, d'un épaississement de l'humeur bronchiale, que j'ai toujours regardé comme la cause d'une espece de toux, qui, sans être trop fatigante, m'inquiétoit cependant, en ce qu'elle me rendoit sujet à contracter

tracter des rhumes dans toutes les saisons propres à y donner occasion. Cette triste indisposition s'est cruellement empirée, par un fâcheux événement auquel je me suis vu subitement exposé.

Il y a environ cinq ans, que je fis un voyage dans une chaise, qui ne fermant que par de mauvais rideaux, ne put me garantir des effets d'un orage, qui s'élevant tout-à-coup, me mit hors d'état de pouvoir les éviter. Il devint si furieux, que le vent, la grêle & la pluie que j'avois en face, venant à fondre sur moi, rompoient continuellement les efforts que je faisois pour maintenir fermés les rideaux de cette chaise, & lançoient, à coup redoublés sur ma poitrine, des torrens de grêle & de pluie, qui me couvrant d'eau, me pénétrerent de froid. Le Postillon même ne pouvant plus tenir face à l'orage, fut contraint de s'asseoir sur son cheval, pour lui opposer le côté.

Arrivé chez moi, tout morfondu & accablé de fatigue, je me mis au lit, ayant la poitrine déchirée de douleurs, qui ne se calmerent qu'après huit jours de ſoins & de repos ; mais qui me laiſſerent une eſpece de point fixe & douloureux ſous le ſternum, lequel, à la moindre toux, me faiſoit éprouver une douleur & une oppreſſion violente, qui heureuſement n'étoient pas de longue durée ; l'expectoration qu'occaſionnoit, & qui ſuivoit communément cette ſecouſſe, ſe trouvoit ſouvent mélangée de ſtries ſanguines.

Depuis le premier jour de Novembre 1785, je fais uſage de la décoction du Caffé crud, dont je prends conſtamment tous les jours trois taſſes à jeun, avec du ſucre. Vers le douze de ce mois, j'ai commencé à m'appercevoir que cette boiſſon me procuroit beaucoup de ſoulagement, par la diminution ſenſible de la douleur & de l'embarras qu'au moindre mouvement extraordinaire qui s'excitoit dans ma poitrine, j'éprouvois auparavant. A la fin du même mois, à peine en avois-je quelque reſſentiment ; en un mot, au commencement de Janvier 1786, je me ſuis trouvé entierement débarraſſé des accidens majeurs, qui, depuis cinq ans troubloient mon repos & rendoient mes digeſtions laborieuſes. Ma reſpiration eſt actuellement plus libre, & lorſque ma poitrine cherche à ſe délivrer de quelque humeur qui en gêne les fonctions, l'expectoration s'en fait avec beaucoup plus de facilité.

Je n'oublierai pas de faire remarquer que cette boiſſon provoque très-bien, non-ſeulement la ſécrétion de l'urine qu'elle fait couler avec abondance, mais qu'elle en tempere encore ſenſiblement les ardeurs, ſurtout dans l'âge avancé, où l'on eſt aſſez ſujet à cette incommodité. Cette propriété paroît annoncer que le Caffé non torréfié contient un principe diurétique, tout-à-la-fois mucilagineux & balſamique, propre à ſe communiquer à l'eau chaude, & qui a la vertu d'envelopper les pointes des ſels de l'urine, de les émouſſer, & conſéquemment d'en défendre les conduits contre les impreſſions douloureuſes que peuvent y cauſer ſes qualités nuiſibles.

La reconnoiſſance me porte à ne rien oublier des effets heureux que m'a fait éprouver l'usage de la décoction du Caffé crud : on peut, sans exagération*, attribuer encore au principe balsamique du Caffé crud, la rare & précieuse propriété de faire cesser le tremblement habituel, ou du moins de le diminuer sensiblement ; cette propriété est sans doute une suite de celle qu'il a de fortifier les nerfs & l'estomach ; ce que je vais rapporter, est un fait qui vient de tourner à mon profit.

Il y a environ vingt ans, que je commençai à éprouver un tremblement de mains, qui d'année à autre, s'est insensiblement augmenté, mais qui, depuis à-peu-près six ans, a pris une telle violence, qu'il m'a subitement ôté la faculté d'écrire, dont tous les jours j'étois privé jusqu'à sept heures du soir. Cet accident avant ce temps, me permettoit à peine de signer mon nom. Accablé par cette circonstance fâcheuse, je me regardois comme déchu de l'espérance de pouvoir jamais recouvrer cette faculté. Mais depuis deux mois & demi qu'heureusement je fais ufage de la boiffon du Caffé crud, ce tremblement s'eft diminué de jour en jour, de manière qu'aujourd'hui (16 Janvier 1786) je puis à toutes les heures du jour, écrire avec facilité. Ainfi je me vois, par ce changement heureux, délivré d'une des plus grandes incommodités que l'on puiffe redouter dans mon état ; je me trouve d'ailleurs en affez bonne fanté pour mon âge.

Cette obfervation fait voir que la décoction du Caffé crud poffede,

1°. Le précieux avantage de prévenir les catarrhes, & de les guérir, même lorfqu'ils font invétérés.

2°. Celui d'adoucir l'écoulement des urines, en tempérant l'ardeur qui fouvent en retarde le cours par l'irritation qu'elle imprime à leur paffage.

3°. De fournir un moyen agréable, facile & merveilleux, de remédier au tremblement.

Les effets admirables & furprenans que produit l'ufage de la décoction du Caffé crud, adminiftré comme remede contre le catarrhe, le tremblement, &c., peuvent être attribués principalement à l'extrait gommeux de ce fruit, qui se communique aisément à l'eau.

Il faut remarquer, 1°. que l'huile volatile du mucilage qui constitue la majeure partie de cet extrait, s'y trouve à la vérité en petite quantité, mais qu'aussi elle y est combinée dans une très-grande expansion; 2°. que l'extrait gommeux, séparé par l'intermede de l'eau, a, suivant les loix de la dissolution, nécessairement entraîné avec lui, la portion d'huile qui tenoit le moins à sa substance résineuse; & que cette derniere portion d'huile se trouvant unie à celle que contient le mucilage, s'y mêle intimément, & par cette union, en augmente beaucoup la vertu balsamique.

On voit donc que c'est dans la réunion des principes mucilagineux & huileux que consiste la vertu diurétique & balsamique du Caffé crud, & que ces deux substances réunies constituent un mélange auquel on doit rapporter les effets salutaires & surprenans que produit journellement l'usage de la décoction de ce fruit, lorsqu'il n'a pas été torréfié.

ONZIEME OBSERVATION.

Mademoiselle Jeanne Mare, fille de M. Mare, Horloger, âgée de quatorze ans & six mois, de tempérament sanguin & bilieux, est formée à cet âge comme l'est communément une Demoiselle à dix-huit ans, & jouit d'un parfait embonpoint.

Cette Demoiselle à treize ans a éprouvé, pour la premiere fois, l'évacuation périodique à laquelle les personnes du même sexe commencent à être sujettes environ à cet âge; cette évacuation, qui depuis cette époque s'étoit très-bien soutenue jusqu'au 23 Janvier 1785, dès lors a commencé à se diminuer sensiblement.

Les suites de ce dérangement se sont manifestées par des coliques violentes & continuelles, accompagnées de douleurs dans toute l'habitude du corps; à ces accidens se joignoient des maux de tête insupportables, qu'augmentoient les approches du retour de l'évacuation périodique.

Le 12 d'Octobre 1785, je fus mandé pour voir cette Demoiselle ; après avoir pris connoissance de l'état où elle se trouvoit, je la fis saigner du bras, & lui prescrivis pour boisson une légere décoction de bourrache avec la réglisse ; sa boisson, à dîner, étoit de l'eau rougie par un peu de vin ; le repas du soir consistoit en une soupe au lait seule, laquelle passant bien, fut continuée.

Le 21 Décembre suivant, la malade allant rarement & difficilement à la selle, prit pendant trois jours de suite, une once d'extrait de casse le soir, trois heures après sa soupe.

La lenteur & l'irrégularité du jeu des liqueurs de cette jeune personne, assez caractérisées par les symptômes de cette maladie, donnoient bien à connoître que les indications qu'elle offroit à remplir, consistoient à dégager les vaisseaux, à rendre au sang sa fluidité naturelle & à rappeller le ressort affoibli des solides. La décoction du Caffé crud & mis en poudre me parut réunir les moyens propres à remplir ces indications. N'ayant rien à redouter de l'inflammation qui se trouvoit dissipée, bien persuadé d'ailleurs que les effets surprenans & heureux que j'avois constamment obtenus de cette décoction dans les maladies de cette espèce que j'avois traitées précédemment, seroient suivis des mêmes avantages dans celle que j'avois à combattre, je me suis arrêté à ce moyen.

Le 24 Décembre 1785, cette Demoiselle fut mise à l'usage de cette boisson, dont elle buvoit tous les jours à jeun trois tasses avec du sucre. Le 27 Janvier 1786, ses regles se rétablirent dans leur quantité ordinaire.

Le 5 Février suivant elle fut purgée avec un minoratif.

Le 28 Février il lui survint un grand rhume dont la toux fut si violente, qu'elle causa une inflammation considérable à toutes les parties de la tête, principalement sur les yeux, avec fievre & mal de tête ; deux saignées du bras & les sang-sues appliquées autour de l'ophtalmie appaiserent sensiblement l'inflammation, qui fut entierement diſſipée par une ſeconde application faite le 5 du même mois.

Les regles, dans ces circonſtances, ſe trouvant ſupprimées, la malade fut nuitamment attaquée d'un coup de ſang ſuivi de mouvemens convulſifs ſi violens, qu'elle ſe mordit très-vivement la langue. Le lendemain de cet accident elle fut ſaignée du pied, miſe au régime délayant & rafraîchiſſant. Ces accidens étant diſſipés, elle prit un minoratif.

Le 4 de Mai 1786, dans la vue de rappeller les regles, cette Demoiſelle fut remiſe à l'uſage de la boiſſon du Caffé crud; le 22 du même mois, elles ſe rétablirent avec l'abondance qu'elles devoient avoir.

Douzieme Observation.

M. Truffer, Profeſſeur de Seconde au Collége d'Harcourt, âgé de 38 à 39 ans, eſt de tempéramment naturellement délicat; ſes digeſtions, depuis bien des années habituellement laborieuſes ou mauvaiſes, lui ont fait connoître qu'il devoit en attribuer la cauſe à la foibleſſe de ſon eſtomach, & ſe tenir en garde contre les ſuites fâcheuſes qui pourroient en réſulter. Malgré les ſages précautions qu'il a priſes pour les prévenir, il s'eſt bientôt apperçu par les oppreſſions réitérées auxquelles il s'eſt trouvé ſujet, que ſa poitrine s'affoibliſſoit, ce qui, ſelon lui, ſembloit le menacer d'une maladie beaucoup plus ſérieuſe, regardant ſon état comme l'avant-coureur d'une phthiſie prochaine. Dans cette inquiétude affligeante il me conſulta & me pria de lui dire ſans détour ce que je penſois de ſa ſituation. Connoiſſant combien il étoit important de le raſſurer ſur ſes craintes, le meilleur moyen de conſolation que je crus devoir employer, fut de lui faire connoître que ſon incommodité étant occaſionnée par l'épaiſſiſſement de l'humeur bronchiale, tendoit tout-au-plus à établir des tubercules dans le poumon, leſquels on portoit ſouvent juſqu'à l'âge le plus avancé & dont même il n'étoit point rare de guérir par l'uſage ſoutenu des remèdes propres & bien adminiſtrés, & du régime le plus exact.

Voici ce que dit M. Truſſer même ſur

cet objet. « Depuis que mes digeſtions ont » commencé à ſe déranger, je ſuis devenu » ſujet à la conſtipation ; mes nerfs ont pris » un caractere d'irritabilité, & ma complexion » s'eſt trouvée plus délicate. L'application » inſéparable de mon état de Profeſſeur a » beaucoup augmenté ces accidens, ſur-tout » en 1785, époque à laquelle je m'apperçus » que ma poitrine étoit dans un état de dé- » làbrement qui m'impoſoit la néceſſité de » ſuſpendre abſolument mes fonctions, me » trouvant même dans l'impoſſibilité de ſou- » tenir une converſation ou tant-ſoit-peu ani- » mée, ou trop longue. Il m'arriva, pendant » quelque tems, de cracher du ſang ; & l'hu- » meur épaiſſie arrêtée ſur mes bronches long- » tems auparavant, me tourmentoit au point » de me cauſer des douleurs preſque con- » tinuelles.

» Le lait d'âneſſe me fut adminiſtré ſans » ſuccès ; les bouillons même de colimaçons » ne ſervirent qu'à me déranger de plus en » plus l'eſtomach. Je pris enfin le parti d'al- » ler prendre l'air natal ; la vectication & le

» voyage me firent beaucoup de bien ; & » comme l'air le plus pur paroiſſoit me con- » venir le mieux, je paſſai deux mois & » demi ſur une hauteur, à trois lieues de la » mer qu'on découvroit de ma demeure. » Après ce tems, je ſuis revenu à Paris dans » un état, ſans comparaiſon meilleur que » celui où j'étois lorſque j'en partis. C'eſt à » cette époque que j'ai commencé à me » mettre à l'uſage de la décoction du Caffé » crud, dont j'ai conſtamment pris tous les » matins trois taſſes à jeun, à demi-heure » de diſtance l'une de l'autre. Cette boiſſon » m'a procuré de nouveaux avantages, & je » ne doute point que je ne lui ſois rede- » vable, d'avoir pu continuer mes fonctions » depuis ce tems preſque ſans aucune in- » terruption. Cette boiſſon, continue-t-il, » eſt très-favorable à l'écoulement des urines; » elle n'interrompt point le ſommeil, & loin » de déranger l'eſtomach, elle le fortifie & » facilite la digeſtion. Avant que j'en fiſſe » uſage, ma reſpiration étoit toujours plus » ou moins gênée, & depuis que je la prens,

» je respire très-librement ; le défaut d'air, » ainsi que l'air épais, gênent notablement » ma respiration ; je me suis vu quelquefois » dans la nécessité d'ouvrir les fenêtres de ma » chambre lorsque l'air s'y trouvoit dans un » état de raréfaction. C'est ce que je fais cons- » tamment dans ma classe.

» Je continue à faire usage de la décoction » du Caffé crud, & je m'en trouve bien ; je » ne suis pas entierement guéri, mais j'espere » que le tems & la continuation de ce remede » me procureront une santé fort supportable ».

TREIZIEME OBSERVATION.

Madame le Pan, âgée de soixante-quinze ans, d'assez bon tempéramment, fut vers sa cinquantieme année attaquée d'un rhume si considérable, qu'elle en fut tourmentée pendant sept ans, au bout desquels il dégénéra en un asthme, qui, dans ses accès, l'obligeoit au cœur de la nuit à se tenir assise sur son lit, durant environ deux heures, ne dormant communément que trois ou quatre heures chaque nuit. Cette Dame éprouvoit dans cet état des oppreſſions beaucoup plus violentes la nuit qu'elles ne l'étoient dans le jour, & toujours accompagnées de râlement. Enfin lorſque la fureur de l'accès étoit paſſée & qu'il touchoit à ſa fin, la malade ſe trouvoit ſoulagée, & l'expectoration commençant à s'établir, le crachement abondant qui la ſuivoit, terminoit ordinairement les tourmens qu'elle éprouvoit auparavant.

Madame le Pan, depuis deux mois, fait uſage de la décoction du Caffé crud ; elle en prend tous les jours, à jeun, quatre taſſes avec du ſucre. Depuis ce tems la violence de ſes oppreſſions s'eſt inſenſiblement diminuée ; & aujourd'hui (25 Avril 1786) elle éprouve beaucoup de ſoulagement ; ſes nuits ſont bonnes ; elle crache avec facilité ; l'écoulement de ſes urines continue à ſe faire plus librement & plus copieuſement. La tranquilité que lui a procurée cette boiſſon agréable & ſalutaire, l'engage à n'en pas interrompre l'uſage qui n'a rien de gênant, & qu'elle ſe propoſe de continuer dans la douce eſpérance que ce remede ajoutera vraiſemblablement aux bons effets qu'elle en a ressenti jusqu'à ce jour.

Quatorzieme Observation.

Madame ***, âgée de trente-sept ans, de tempéramment vif & pituiteux, après l'enfance, a continuellement été, jusqu'au mois de Novembre 1785, tourmentée de maux d'estomach & de digestions qui, communément laborieuses, & accompagnées de tiraillemens, lui en imposoient au point de les lui faire regarder comme des signes de besoins réels. Le chyle résultant de ces mauvaises digestions, peu propre à communiquer au sang des qualités douces & louables, n'a pu, sans doute, lui imprimer que des principes d'acrimonie, laquelle acquérant, de jour à autre, de nouveaux degrés d'intensité, est enfin devenue la source & la cause de plusieurs accès d'une mélancolie si sombre & si noire, qu'elle jettoit souvent cette Dame dans le dégoût de la vie & dans celui de ses devoirs, manquant absolument de force & de courage.

Outre ces accidens, elle éprouvoit conftamment

tamment tous les ans, au retour du printems, des ébullitions de sang, qui, selon que la saison, se trouvoit plus ou moins séche, ne terminoient leur cours qu'au bout de deux ou trois mois : tribut qu'elle a toujours payé jusqu'en 1786, prenant peu de sommeil pendant tout le tems que duroit cette saison nouvelle.

D'ailleurs, cette jeune Dame étoit habituellement incommodée de flueurs blanches plus ou moins copieuses, ou viciées d'acrimonie, en raison donnée de la bonne ou mauvaise disposition de son estomach. Enfin la viscosité attachée à son tempéramment pituiteux, donnant continuellement occasion à l'inertie de l'humeur synoviale, lui faisoit sans cesse éprouver une gêne considérable dans toutes les articulations de ses membres. Au reste elle fut toujours sujette aux angelures.

Au mois de Novembre 1785, les éloges qu'elle entendoit fréquemment donner aux propriétés de la décoction du Caffé crud, lui inspirant de la confiance, la déterminèrent à prendre cette boisson; il y avoit à peine quinze jours qu'elle en faisoit usage, qu'elle se sentît une activité & une gaîté nouvelle, se regardant comme rendue à sa premiere jeunesse ; elle a, depuis ce temps, pris beaucoup de plaisir à se livrer à la danse, & même aux plus grandes promenades.

Les ébullitions de sang que tous les ans elle éprouvoit réguliérement au retour du printemps, n'ont plus eu lieu cette année (1786). Elle a joui dans cette saison d'un sommeil suivi, aussi doux & tranquille qu'il l'avoit été dans celles qui l'ont précédés. Les heureux effets qu'elle a ressentis de l'usage de la décoction du Caffé crud, l'ont solidement persuadée que cette boisson a la vertu de relever & soutenir le ressort nécessaire à l'exercice de toutes ses facultés ; & celle de rappeller les agréments de la jeunesse, & même de la prolonger, en ce qu'elle dissipe les vapeurs attachées aux différents âges qui suivent la puberté ; enfin de ressusciter & entretenir le courage abattu ; ces dernieres réflexions sont de cette Dame même.

Cette agréable boiſſon lui paroît tellement utile à ſon exiſtence, que dans les commencements qu'elle en faiſoit uſage, lorſqu'elle avoit négligé d'en prendre, elle retomboit bientôt dans la triſteſſe, dans l'indifférence, & ſe trouvoit replongée dans un entier découragement, ne prenant plus qu'un ſommeil d'accablement & fâcheux; qu'au contraire, dès qu'elle avoit repris cette boiſſon, elle recouvroit auſſi-tôt ſon activité & ſa vigueur, ſe ſentant animée de ces ſentimens délicieux qui nous rendent ſi contents de nous-mêmes & nous font attacher quelque prix à la vie.

Parmi les effets ſalutaires qui réſultent de l'uſage de cette boiſſon, le rétabliſſement des forces digeſtives, la ceſſation de l'écoulement des flueurs ablanches taries par la deſtruction de leur cauſe, la mélancholie à laquelle ont ſuccédé la vigueur & la gaîté, rendront toujours cette boiſſon précieuſe & recommandable dans tous les cas où l'on n'aura à combattre que des infirmités uniquement causées par l'épaissiffement des liqueurs.

La boiffon du Caffé crud que chacun peut faire préparer chez soi, peut cependant se trouver difficile à pratiquer dans certaines circonftances : dans le cas par exemple où la néceffité de voyager paroîtroit en rendre la préparation embarraffante ou difficile ; alors par le moyen que je vais propofer, on pourra dans toutes les cas fe procurer la facilité de faire ufage de cette boiffon.

La dofe du Caffé crud prefcrite pour cette décoction, eft un gros de ce fruit mis en poudre, pour une livre ou chopine d'eau : or comme l'analyfe chymique du Caffé pris dans fon état naturel traité à l'eau, donne pour chaque gros de ce fruit, un produit d'environ vingt-un grains d'extrait gommeux, dans les cas qui pourroient apporter quelque difficulté pour la décoction de ce fruit, on pourra fe prémunir d'une provifion de fon extrait gommeux, proportionnée à la longueur du voyage que l'on doit entreprendre, & toutes les fois que l'on aura intention d'en faire usage, toute sa préparation consistera à délayer vingt-un & même vingt-quatre grains, autrement un scrupule de cet extrait dans une chopine d'eau bouillante, que l'on pourra prendre par tasses avec du sucre, comme on a coutume de prendre le thé.

M. Cabane, Apothicaire de la Vénerie du Roi, est l'Artiste chez qui j'ai fait sur le Caffé pris dans son état naturel toutes les analyses par la voie humide, que j'ai cru propres à me procurer la connoissance de ses principes constitutifs & naturels. On en trouvera chez lui les produits ou l'extrait gommeux tiré de ce fruit, prêt à livrer aux personnes que les circonstances pourroient porter à s'en prémunir, ainsi que le Caffé crud mis en poudre, & prêt à subir la décoction

Les Observations ci-devant rapportées concernant les heureux effets qu'a produit sous mes yeux dans différentes maladies assez graves, l'usage de la décoction du Caffé non torréfié, m'ont paru importantes

& dignes d'être placées dans cette Dissertation. Les épaississements contre nature dont nos humeurs sont susceptibles, donnent assez souvent occasion à l'usage de cette boisson; mais comme les apparences en ont souvent imposé, on pourroit quelquefois courir le risque de prendre malheureusement le change. Il ne faut pas se persuader qu'elle convienne indistinctement à tous les tempéramments, ni même dans tous les cas où son usage auroit été précédemment suivi du succès le plus complet; il est très-important d'avoir égard aux circonstances qui les accompagnent, & dans lesquelles peuvent se trouver les personnes à qui l'on se proposeroit d'administrer ce secours; autrement il se trouveroit souvent exposé à ne produire que de nuisibles effets; qui donneroient infailliblement une mauvaise réputation à cette boisson, la feroient regarder comme dangereuse, & la mettant au rebut, lui feroient subir le sort d'une foule de bons remedes que l'application mal-entendue & souvent l'ignorance ont injustement jettés dans un entier discrédit; tandis que bien appliquée, son usage n'auroit produit que de salutaires effets, qui lui auroient perpétué le mérite & la réputation de ses propriétés salutaires ; & feroient l'éloge de l'Auteur à qui l'application en seroit attribuée ; c'est pourquoi, pour ne pas se hazarder à prendre inconsidérément cette boisson, il sera toujours prudent de consulter un Médecin auparavant.

RÉSUMÉ GÉNÉRAL.

Il résulte de ce qui a été exposé dans cette Dissertation :

1°. Que le Caffé dont on fait usage, est le fruit d'un arbre qu'on croit originaire de la Haute Ethiopie, d'où il a été transplanté en Arabie, de-là à Batavia & à Surinam, & ensuite au jardin du Roi à Paris; d'où enfin il a été porté en Amérique; & que son usage introduit d'abord en Arabie, de-là en Egypte & dans tout le Levant, a été porté en 1652 en Angleterre, & s'est enfin répandu peu-à-peu chez presque toutes les nations de l'Europe.

2°. Que ce fruit, qui dans l'état naturel est presque inodore, reçoit par l'action du feu un développement de ses principes aromatiques susceptible de produire des effets sensibles & salutaires sur le corps animal, & de fournir une liqueur très-agréable au goût.

3°. Que les principes nourrissans du Caffé sont presque nuls, mais que ses principes actifs huileux ou résineux, ou plutôt gommo-resineux sont très-abondants, d'une amertume qui n'est point désagréable & peuvent être extraits & séparés facilement par les différents intermedes que l'on a indiqués.

4°. Que pour opérer cet effet, il y a un degré de chaleur propre & convenable à donner à ce fruit, au de là duquel, ces principes, au lieu d'être agréables & bienfaisants, peuvent devenir nuisibles.

5°. Que cette boisson donne aux solides & aux fluides du corps humain, plus de chaleur, plus d'activité; qu'elle réveille le ton des parties engourdies; & peut, en sollicitant le jeu des solides & la circulation des fluides, remédier aux embarras qui dépendent des engorgements, de la ſtagnation deshumeurs, & de l'inertie des ſolides.

6°. Que le Caffé non torréfié fournit par la décoction une boiſſon agréable, dont l'uſage produit des effets merveilleux & ſurprenans dans un grand nombre de maladies chroniques, comme le prouvent pluſieurs Obſervations que je donne ſur cet objet.

EXPLICATION.

De quelques termes de Botanique, de Chymie, de Médecine & autres, répandus dans cet ouvrage.

AFFINITÉ: ce terme de Chymie ſignifie les différents dégrés de rapport que peuvent avoir entre elles divers ſubſtances toujours diſpoſées à ſe réunir pour ne former qu'un ſeul & même corps.

Aiſſelles : on dit en Botanique que les fleurs naiſſent aux aiſſelles des feuilles, lorſqu'elles partent de l'eſpace compris entre les branches & les feuilles.

Analyse par la voie humide & par simple intermede : c'est celle qui se fait par deux menstrues humides alternativement appliqués à la même substance dont on fait l'analyse. C'est l'analyse par comparaison.

Analyse par la voie humide & par double intermede : c'est celle qui se fait par le moyen de deux menstrues humides, dont les applications se succédent & se réiterent alternativent ensuite dans un ordre inverse.

Anthere : c'est une petite tête, qui en terme de Botanique, est communément posée sur la pointe des filaments : c'est la partie essentielle des étamines, ou la partie mâle séminale de la fleur.

Atonie : défaut de ton ou de ressort dans les parties solides du corps humain.

Baie : c'est une graine qui contient des semences nues au milieu d'une pulpe succulente; tels sont les fruits du genevrier, de l'if, du laurier, du lierre, du houx, &c.

Bain-marie : ce bain se fait en plongeant l'alambic qui contient les substances que l'on veut distiller ou échauffer, dans un vaiſſeau dont l'eau ayant pris une pleine ébullition, conſerve toujours le même degré de chaleur. Ce bain eſt établi pour éviter que les matieres ſoumiſes à l'action de l'eau bouillante ne ſoient pas expoſées à ſe brûler.

Bain de ſable : ce bain ſe pratique lorſque le vaiſſeau diſtillatoire eſt entouré deſſous & aux côtés de ſable ou de cendres ou de limaille de fer. Ce bain eſt très-commode pour modérer la trop grande activité du feu nud.

Ballon : on donne ce nom en Chymie à des bouteilles ou récipients de verre, qui étant communément ronds comme une ſphere creuſe, repréſentent aſſez bien la forme d'un ballon.

Bitume : c'eſt une ſubſtance huileuſe, inflammable, fuſible au feu, d'une odeur forte & de conſiſtance variable, qu'on trouve en pluſieurs endroits dans l'intérieur de la terre.

Bronches : on donne ce nom aux ramifications de la trachée-artere, canal qui de la bouche s'étend dans le poumon.

Bronchial : on entend par bronchial, tout ce qui peut avoir rapport aux bronches.

Caffé torréfié : c'est le Caffé qui n'a été que légérement brûlé.

Caffier : c'est l'arbrisseau qui porte le Caffé.

Calcination : c'est une opération par laquelle en général on expose un corps à l'action du feu, pour en changer ou en altérer la substance, ou pour le réduire en cendres.

Calice : en terme de Botanique, c'est la partie herbeuse qui enveloppe, entoure ou soutient les parties de la fleur.

Combinaison : c'est, en matiere physique, l'arrangement naturel que reçoivent les principes qui entrent dans la composition des corps.

Coque : les Botanistes entendent par ce mot une membrane ou coque particuliere, qui sert d'enveloppe à certaines semences ou noyaux.

Cornue : c'est un vaisseau chymique de terre ou de verre, à col recourbé, auquel on joint un récipient.

Corolle ou *Couronne de la fleur*, en Botanique, eſt ce qui entoure immédiatement les organes propres de la fructification.

Creuſet : c'eſt un vaſe de terre argilleuſe, propre aux calcinations & aux fuſions des Chymiſtes.

Décanter : c'eſt tirer doucement & par inclinaiſon une liqueur claire de deſſus un dépôt ou un marc.

Deliquium : ce mot, en Chymie, déſigne un corps qui expoſé à l'air s'eſt réſout en liqueur; en ce ſens on dit le *Deliquium* d'un ſel, par exemple, du ſel de tartre, &c.

Déphlegmer, terme de Chymie : c'eſt tirer le phlegme d'un mixte, en ſéparer l'eau.

Diſſolvant, terme de Chymie : c'eſt ce qui diviſe les corps durs ou épais, & les rend liquides.

Economie animale : terme de Médecine, c'eſt l'ordre par lequel toutes les parties du corps humain ſont régulierement leurs fonctions.

Etamines : ce ſont les parties mâles de la fleur, ſurmontées des antheres ou parties essentielles de la fructification, ou de la génération des plantes.

Extrait, terme de Chymie & de Pharmacie : c'est le produit d'un ou de plusieurs mixtes, tiré par digestion, infusion, ou par décoction dans un menstrue convenable filtré & évaporé.

Extrait gommeux : c'est une substance composée de parties mucilagineuses & séparée des principes d'un végétal par un menstrue aqueux, & rapprochée en consistance solide par l'évaporation.

Extrait résineux pur : c'est une resine proprement dite, que l'on retire des végétaux par le moyen de l'esprit-de-vin & de l'éther.

Fermenter : se dit d'un mouvement intestin qui de lui-même s'excite à l'air, à l'aide d'un degré de chaleur & de fluidités convenables entre les parties intégrantes & constituantes de certains corps très-composés, & dont il résulte de nouvelles combinaisons des principes de ces mêmes corps.

Feu nud : la distillation à feu nud est

celle où le vaiſſeau diſtillatoire touche le feu & en reçoit immédiatement la chaleur.

Flatuoſités : ce ſont des vents qui s'engendrent dans le corps.

Genre nerveux : terme de Médecine par lequel on entend tous les nerfs du corps en général.

Germe, terme de Botanique : c'eſt la partie de la ſemence dont ſe forme la plante.

Huiles eſſentielles : ce ſont celles qui ont dans un degré marqué l'odeur du végétal dont on les tire; leur volatilité eſt encore un de leurs caracteres ſpécifiques.

Indiſſolubilité, terme de Chymie : c'eſt la propriété des ſubſtances qui réſiſtent à l'action de l'eau & à celle de certains autres menſtrues.

Intenſité : terme de Phyſique, qui exprime les degrés d'une qualité quelconque comme celles de la chaleur, du froid, &c.

Intermede : en Chymie on donne ce nom aux ſubſtances dont on ſe ſert pour en unir ou en ſéparer d'autres, qui ſans cela ne pourroient ſe joindre, ou ſe déſunir.

Latus huileux : terme de Chymie dont on nomme le principe huileux combiné avec ceux dont une ſubſtance ſe trouve compoſée, & par lequel ſon diſſolvant peut l'attaquer.

Latus ſalin : terme de Chymie ; c'eſt le principe, ou côté ſalin par lequel un menſtrue analogue ſe trouve propre à l'attaquer. Soit pour s'y unir, ſoit pour le décompoſer.

Leſſiver : terme de Chymie, c'eſt faire paſſer pluſieurs fois de l'eau froide ou chaude ſur la cendre des végétaux, des terres, & même ſur la chaux des minéraux, pour en diſſoudre les ſels.

Lixiviation : c'eſt une opération de Chymie par laquelle on tire les ſels alkalis fixes par la leſſive de la cendre des végétaux, &c.

Macération : c'eſt une opération de Pharmacie dans laquelle on fait tremper à froid quelques ſubſtances dans un liquide convenable, comme l'eau, l'huile, la graiſſe, &c. pour les ramolir, les pénétrer, lesouvrir ; ou même pour en diſſoudre quelque principe.

Matras :

Matras : ce ſont des bouteilles de verre, rondes, à col étroit, plus ou moins long, dont on ſe ſert beaucoup en Chymie pour les digeſtions & maccérations. Ils ſervent aſſez ſouvent de récipients.

Menſtrue : terme de Chymie, on entend par menſtrue, un diſſolvant ou ſubſtance propre à en diſſoudre une autre, pour en tirer les principes. On diviſe les menſtrues en ſolides, tels que les alkalis fixes ; & en fluides, comme l'eau, le vinaigre, l'eſprit-de-vin & l'éther, &c.

Mixte : terme de Chymie, on entend par mixte, un corps compoſé des élémens. Tous les animaux, les végétaux & les minéraux ſont des mixtes que la Chymie peut réduire en leurs principes.

Monopétale : terme de Botanique, qui ſe dit des fleurs qui ne ſont compoſées que d'un ſeul pétale, ou d'une ſeule feuille.

Mouſſoir : c'eſt le bât.n dont on ſe ſert pour faire mouſſer le chocolat.

Mucilage : c'eſt une ſubſtance blanche, tranſparente, qui n'a point, ou n'a que très-peu de saveur & d'odeur, de consistance épaisse, filante, tenace & collante, qui se dissout entierement dans l'eau.

Pédûncule ou Pédicule : terme de Botanique, on donne ce nom à la queue qui attache & soutient les fleurs & les fruits. C'est un diminutif du mot pied.

Pentandrie : terme de Botanique, qui signifie cinq maris, désignés par cinq étamines ou filets qui servent à soutenir les sommets ou antheres qui sont les parties males de la plante.

Période en Médecine, se dit de l'espace de temps compris entre les accès ou paroxismes d'une maladie, & leurs retours.

Péristaltique : terme de Médecine, il se dit du mouvement par lequel les intestins se contractent de haut en bas, depuis l'estomach, jusqu'à l'anus, pour faire entrer le chyle dans les vaisseaux lactés & pousser les excréments dehors.

Pétale : terme de Botanique, c'est la feuille de la fleur, qui communément en est la partie la plus remarquable, par sa couleur agréable.

Pétiole : terme de Botanique, c'eſt la queue qui attache & ſoutient la feuille de la même maniere que le pédicule ſupporte l'organe de la fructification.

Phlogiſtique : c'eſt le feu principe des corps, que les Chymiſtes ont deſignés par le nom de phlogiſtique, qui, ſelon M. *Macquer*, doit être regardé comme le feu élémentaire combiné & devenu un des principes des corps combuſtibles. C'eſt leprincipe inflammable le plus pur & le plus ſimple.

Piſtil : terme de Botanique, c'eſt la partie femelle de la fleur; il comprend trois parties qui ſont le germe, le ſtylet & le ſtigma.

Précipitation : terme de Chymie, c'eſt une opération qui ſépare de ſon menſtrue un corps diſſous, & le précipite.

Principe : en terme de Chymie eſt un corps ſimple qui entre dans la compoſition de tous les mixtes, &c.

Procédé : terme de Chymie par lequel on entend une ſuite d'opérations propres à donner les réſultats qui en ſont l'objet.

Produits : terme de Chymie, ce ſont les

ſubſtances que fourniſſent les analyſes chymiques par les différents menſtrues.

Raréfié : terme de Phyſique, il ſe dit de l'air dilaté ou des ſubſtances quelconques dont les parties ſont écartées & les pores plus ouverts qu'auparavant.

Réſidence : opération de Pharmacie par le moyen de laquelle on clarifie les liqueurs, les ſucs & les décoctions par le repos.

Reſine : cette ſubſtance conſiderée chymiquement, eſt un compoſé d'huile combinée avec une certaine quantité d'acide.

Réverberes : on appelle feu de réverbere, celui dont le vaiſſeau diſtillatoire eſt recouvert d'un dôme qui rabattant la flamme, la fait circuler ſur la ſurface ſupérieure du vaiſſeau; & la laiſſe échapper par ſon ouverture moyenne & ſupérieure.

Rubiacées : terme de Botanique ; on donne cette épithete aux plantes qui peuvent ſe rapporter à l'ordre dans lequel ſe trouve compriſe celle qu'on nomme *Rubia tinctorum.*

Sédiment : en terme de Pharmacie, eſt

le dépôt, la lie ou les fèces des ſucs & des liquides qui ſe précipitent au fond du vaiſſeau, par leur peſanteur.

Sel acide : eſt celui dont l'acide ſe trouve joint à une huile végétale, comme le ſel ou les fleurs de benjoin, & le ſel de ſuccin.

Sel neutre : ce ſel eſt une combinaiſon d'un acide avec une ſubſtance alkaline, terreuſe, végétale, animale, ou métallique, avec ſaturation réciproque de l'acide & de la baſe.

Sillonné : terme de Botanique, c'eſt ce qui eſt marqué par des raies en maniere de Sillons.

Stigmates : on donne ce nom en Botanique à deux petits points qui termine le ſtyle de la fleur des végétaux.

Stipule : terme de Botanique, c'eſt une petite languette qui ſe trouve aux inſertions des feuilles & qui occupe ſur les rameaux l'eſpace intermédiaire entre les pétioles.

Style : terme de Botanique, c'eſt un filament élevé ſur le germe & qui ſoutient une petite tête, ou qui est terminé par une pointe appellée stigma.

Support : terme de Botanique, c'est le pédoncule court qui soutient la fleur des jeunes tiges.

Torréfaction : opération de Pharmacie, par laquelle on fait dessecher ou légérement brûler par un feu moderé sur une platine, ou dans un vaisseau de fer, certaines substances pour les dépouiller de quelque principe, ou pour les rendre friables, & par ce moyen les rendre propres à se laisser pénétrer par les menstrues humides.

Trituration : opération de Pharmacie, par laquelle on broie dans un mortier & l'on réduit en poudre les substances solides.

Tubulé en Botanique, se dit des fleurs qui sont garnies de tubes, & de celles qui sont composées de plusieurs fleurons à tubes ou tuyaux.

Végétaux : on comprend sous le nom de végétaux, tout ce qui végéte.

Urineux : terme de Chymie, on donne

cette épithete au ſel alkali volatil qui a preſque toujours une odeur d'urine fermentée; au lieu que le ſel lixiviel qui eſt un alkali fixe, eſt ſans odeur. Les animaux abondent en ſels urineux.

FIN.

TABLE

DES ARTICLES

ET OBSERVATIONS

CONTENUS DANS CE VOLUME.

Fin de la Table.

RAPPORT

D'une Dissertation sur le Caffé, pour laquelle MM. Bercher, Maloët, & d'Arcet *ont été nommés Commissaires par la Faculté de Médecine.*

MONSIEUR LE DOYEN, MESSIEURS,

L'OUVRAGE pour lequel M. *Gentil* notre Confrere sollicite votre approbation & dont vous nous avez chargés de vous rendre compte, est une Dissertation sur le Caffé. L'Auteur commence par l'histoire de ce végétal qu'il a tiré des Auteurs qu'il a jugés les plus dignes de foi. Il passe ensuite aux analyses chymiques qui en ont été faites par le feu, & après en avoir observé les défauts, il expose celles qu'il en a faites avec differens menstrues, comme l'eau, le vinaigre, l'esprit-de-vin, l'éther, &c. Il insiste particulierement sur la différence qu'il a observée dans les produits, lorsqu'après avoir employé l'esprit-de-vin pour tirer la teinture d'une certaine quantité de Caffé, & qu'il l'a épuisée de tout ce que ce menstrue pouvoit en extraire, il soumet ensuite ce même Caffé à l'infusion ou à la décoction dans l'eau ; ou lorsqu'il fait succéder l'action de l'esprit-de-vin à celle de l'eau sur la même quantité de Caffé.

M. *Gentil* croit pouvoir avancer d'après ces différentes épreuves que la semence du Caffé contient une matiere qui a beaucoup de rapport avec les bitumes.

Il examine ensuite les propriétés du Caffé & tâche de concilier les contradictions des Auteurs, dont les uns en ont fait un éloge pompeux, & les autres l'ont regardé comme pernicieux. La torréfaction bien ou mal faite, lui paroît avec raison être la principale cause de ces différens sentimens. Poussée trop loin, elle ne laissera qu'une espece de charbon qui dans l'infusion ne pourra communiquer à l'eau qu'une substance empyreumatique, âcre & même caustique, capable de causer les plus grands désordres dans l'économie animale.

Cette torréfaction au contraire faite avec prudence & de la maniere qu'il prescrit, ne sera que briser la substance compacte de cette semence qui laissera échapper dans l'eau les parties balsamiques, agréables & utiles, & qui n'auront point été alterées par le feu menagé avec sagesse. Au reste, son usage, comme celui de tous les remedes, ne peut être utile que lorsqu'il sera employé à propos, & sera pernicieux lorsqu'il sera administré à contretems & sans discernement. L'Auteur expose donc la méthode qu'il a jugé la meilleure pour n'en point altérer les principes, & laisse aux gens de l'art à discerner ceux à qui son usage peut être utile ou pernicieux. Mais ce qui nous a paru le plus intéressant dans l'Ouvrage de M. *Gentil*, ce sont des expériences neuves sur l'usage médicinal du Caffé non torréfié.

Ces expériences rapportées avec toute la candeur possible, mettront les Médecins à portée de confirmer par eux-mêmes les propriétés utiles que M. *Gentil* lui a reconnus; en conséquence nous estimons que la Faculté rendra à l'Auteur une justice meritée en approuvant son Ouvrage, & un vrai service à la Société en autorisant sa publication.

Signé, BERCHER, MALOET, D'ARCET.

DÉCRET

DE LA FACULTÉ DE MEDÉCINE.

LE lundi quinzieme jour de Janvier mil sept cent quatre-vingt sept, le susdit Rapport ayant été lu en l'assemblée dite *prima-mensis* de ce jour, la Faculté de Médecine a adopté unanimement l'opinion favorable que MM. les Commissaires ont conçue de l'Ouvrage de notre estimable Confrere. C'est pourquoi elle a statué qu'il lui seroit delivré copie du Rapport & du présent Decret, & j'ai conclu de même,

BOURRU, *Doyen.*

APPROBATION.

APPROBATION.

J'ai lu, par ordre de Monseigneur le Garde des Sceaux, un Manuscrit ayant pour titre : *Dissertation sur le Caffé & sur les moyens propres à prévenir les effets qui résultent de sa préparation communément vicieuse & à en rendre la boisson plus agréable & plus salutaire; par M. Gentil, Docteur-Régent de la Faculté de Médecine, en l'Université de Paris.* Je crois que le public trouvera dans cet écrit, dont l'Auteur est un Medecin expérimenté, ce qu'il y a de plus essentiel à connoître sur les principes, la préparation, les propriétés & l'usage de cette substance, & que cette dissertation peut être très-utile.

A Paris, le 17 Mai 1787.

PAULET.

PRIVILÈGE GÉNÉRAL.

LOUIS, PAR LA GRACE DE DIEU, ROI DE FRANCE ET DE NAVARRE, A nos amés & féaux Conseillers, les Gens tenans nos Cours de Parlement, Maîtres des Requêtes ordinaires de notre Hôtel, Grand Conseil, Prévôt de Paris, Baillifs, Sénéchaux, leurs Lieutenans Civils, & autres nos Justiciers qu'il appartiendra : SALUT. Notre amé le sieur GENTIL, Docteur-Régent de la Faculté de Médecine, Nous a fait exposer qu'il desireroit faire imprimer & donner au Public une *Dissertation sur le Caffé, & sur les moyens propres à prévenir les effets qui résultent de sa préparation, communément vicieuse, & en rendre la boisson plus agréable & plus salutaire*; s'il nous plaisoit lui accorder nos Lettres de privilége pour ce nécessaires. A ces causes, voulant favorablement traiter l'Exposant, nous lui avons permis & permettons par ces Présentes, de faire imprimer ledit Ouvrage autant de fois que bon lui semblera, & de le vendre, faire vendre & débiter par tout notre Royaume; voulons qu'il jouisse de l'effet du présent Privilége, pour lui & ses hoirs à perpetuité, pourvu qu'il ne le rétrocede à personne; & si cependant il jugeoit à propos d'en faire une cession, l'acte qui la contiendra sera enrégistré en la Chambre Syndicale de Paris, à peine de nullité, tant du Privilége que de la Cession; & alors, par le fait seul de la Cession enrégistrée, la durée du présent Privilége sera réduite à celle de la vie de l'Exposant, ou à celle de dix années, à compter de ce jour, si l'Exposant décede avant l'expiration desdites dix années, le tout conformément aux articles IV & V de l'Arrêt du Conseil du 30 Août 1777, portant Réglement sur la durée des Priviléges en Librairie. Faisons défenses à tous Imprimeurs, Libraires & autres personnes de quelque qualité & condition qu'elles soient, d'en introduire d'impression étrangere dans aucun lieu de notre obéissance; comme aussi d'imprimer ou faire imprimer, vendre, faire vendre, débiter ni contrefaire ledit Ouvrage, sous quelque prétexte que ce puisse être, sans la permission expresse & par écrit dudit Exposant, ou de celui qui le représentera, à peine de saisie & de confiscation des exemplaires contrefaits, de six mille livres d'amende, qui ne pourra être modérée pour la premiere fois, de pareille amende & de déchéance d'état en cas de récidive, & de tous dépens, dommages & intérêts, conformément à l'Arrêt du Conseil du 30 Août 1777, concernant les contrefaçons : à la charge que ces présentes seront enrégistrées tout au long sur le registre de la Communauté des Imprimeurs & Libraires de Paris, dans trois mois de la date d'icelle; que l'impression dudit Ouvrage sera faite dans notre Royaume & non ailleurs, en beau papier & beaux caracteres, conformément aux Réglemens de la Librairie, à peine de déchéance du présent Privilége; qu'avant de l'exposer en vente, le manuscrit qui aura servi de copie à l'impression dudit ouvrage sera remis dans le même état où l'approbation y aura été donnée ès mains de notre très-cher & féal Chevalier, Garde des Sceaux de France, le Sieur DE LA MOIGNON, qu'il en sera ensuite remis deux Exemplaires dans notre Bibliothèque publique, un dans celle de notre Château du Louvre, un dans celle de notre très cher & féal Chevalier, Chancelier de France, le Sieur DE MAUPEOU, & un dans celle dudit Sieur DE LA MOIGNON, le tout à peine de nullité des présentes; du contenu desquelles vous mandons & enjoignons de faire jouir ledit Exposant & ses hoirs, pleinement & paisiblement, sans souffrir qu'il leur soit fait aucun trouble ou empêchement. Voulons que la copie des présentes, qui sera imprimée tout au long au commencement ou à la fin dudit Ouvrage, soit tenue pour dûment signifiée, & qu'aux copies collationnées par l'un de nos amés & féaux Conseillers Secrétaires foi soit ajoutée comme à l'original. Commandons au premier notre Huissier ou Sergent sur ce requis, de faire, pour l'exécution d'icelles, tous actes requis & nécessaires, sans demander autre permission, & nonobstant clameur de Haro, Charte Normande, & Lettres à ce contraires. Car tel est notre plaisir. Donné à Versailles, le douzieme jour du mois de Juin, l'an de grace mil ſept cent quatre-vingt-ſept, & de notre regne le quatorzieme.

PAR LE ROI, EN SON CONSEIL.

Signé, LE BEGUE.

Regiſtré ſur le Regiſtre XXIII de la Chambre Royale & Syndicale des Libraires & Imprimeurs de Paris, n°. 1113, fol. 324, conformément aux diſpoſitions énoncées dans le préſent Privilége, & à la charge de remettre à ladite Chambre les neuf exemplaires preſcrits par l'Arrêt du Conſeil du 16 Avril 1785. A Paris, ce 28 Août 1787.

KNAPEN, Syndic.

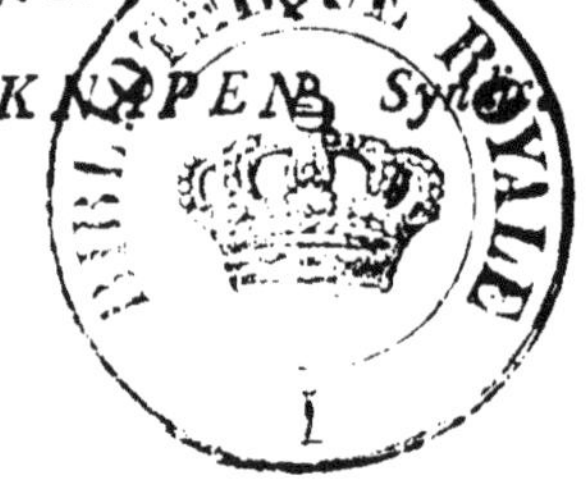

De l'Imprimerie de QUILLAU, Imprimeur de la Faculté de Medécine, rue du Fouare, N°. 3, 1787.

www.ingramcontent.com/pod-product-compliance
Ingram Content Group UK Ltd.
Pitfield, Milton Keynes, MK11 3LW, UK
UKHW021144260726
13994UKWH00001B/295

9 782329 379982